本书系国家社科基金项目——构建人类卫生健康共同体研究
（项目编号：21BKS058）研究成果

中医心理养生文化

于钦明　郭倩　杨玉赫◎编著

全国百佳图书出版单位
中国中医药出版社
·北 京·

图书在版编目（CIP）数据

中医心理养生文化 / 于钦明 , 郭倩 , 杨玉赫编著 .
北京 : 中国中医药出版社 , 2024. 8
ISBN 978-7-5132-8916-0

Ⅰ . R212

中国国家版本馆 CIP 数据核字第 2024ZG8437 号

中国中医药出版社出版

北京经济技术开发区科创十三街 31 号院二区 8 号楼
邮政编码　100176
传真　010-64405721
河北品睿印刷有限公司印刷
各地新华书店经销

开本 880×1230　1/32　印张 9.75　字数 171 千字
2024 年 8 月第 1 版　2024 年 8 月第 1 次印刷
书号　ISBN 978 – 7 – 5132 – 8916 – 0

定价　68.00 元
网址　www.cptcm.com

服 务 热 线　010-64405510
购 书 热 线　010-89535836
维 权 打 假　010-64405753

微信服务号　**zgzyycbs**
微商城网址　**https://kdt.im/LIdUGr**
官 方 微 博　**http://e.weibo.com/cptcm**
天猫旗舰店网址　**https://zgzyycbs.tmall.com**

如有印装质量问题请与本社出版部联系（010-64405510）
版权专有　侵权必究

前 言
—— PREFACE ——

　　中国是世界心理学起源最早的国家之一，无论是儒家、道家、法家还是中医学的理论，都蕴藏了丰富的心理学思想。当前，西方的心理治疗理论和流派众多，但由于文化背景和民族差异，其理论和方法在我国往往会"水土不服"，为此心理学的本土化成为中国心理学界迫切需要解决的问题。

　　中医心理养生是应用中医心理学知识以改变患者认知、情绪、行为和意志，从而达到调养身体的一种方法，是具有中国特色的心理养生方法。本书共五章，第一章中医心理养生概述，阐述了中医心理养生的内涵、理论基础、发展源流和价值，分析了中医心理养生与相关学科的联系；第二章传统文化与中医心理养生，阐释了中国传统文化对中医心理养生的启示，重点探讨了儒家文化、道家文化、佛家文化、法家文化与心理养生的关系和应用，使读者对中医心理养生有较为完整的了解；第三章中医心理养生理论与原则，介绍了儒家、道家、释家、法家、墨家、阴阳家和《黄帝内经》等心理养生思想，以及顺应自然、适应社会、形神共养、动静合一、神情相应、审因治宜等中医心理养生原则；第四章中医心理养生的基本方法，分别介绍了中医养身、养心、养性、养德和养神的方法；第五章心身疾病的中医防治，介绍了失眠、头痛、痛经、高血压、神经衰弱、糖尿病和冠心病的中医防治。

中医心理养生文化除具有医学属性外，还具有鲜明的文化属性，其中所蕴含的天人合一、人贵论、中庸之道、忧患意识等思想对中医心理学的发展可产生积极影响。我们希望为读者提供一定的中医心理养生知识，对中医心理学和现代心理学发展有一定的借鉴价值，助力"健康中国"建设。

本书由于钦明、郭倩、杨玉赫编著。其中，第一章、第二章、第四章由郭倩编写；第三章由杨玉赫编写；第五章由于钦明编写。由于学识所限，不足之处在所难免，恳请读者提出宝贵意见，以便再版时修订提高。

编著者

2024年4月

目　录
— CONTENTS —

第一章
中医心理养生概述

　　中医心理养生，作为中华传统文化瑰宝中的奇葩，深植于天人合一与形神合一的哲学思想之中，强调身心和谐共养，以达健康长寿之境。其概念在于通过调和情志、颐养心神、顺应自然变化等手段，促进个体心理与生理的双重平衡，实现"治未病"的预防医学理念。中医心理养生的特点体现在对情志的细致划分与调理上。中医学认为，人有七情六欲，过喜伤心，过怒伤肝，忧思伤脾，悲哀伤肺，惊恐伤肾。因此，倡导"和喜怒，去忧悲，节思虑，防惊恐"，通过冥想、音乐、书法、太极等方法，使情绪归于平和，以达养心安神之效。中医心理养生注重"顺时养生"，即根据四季更迭、昼夜交替的自然规律调整心理状态。春季升发，需保持积极向上的心态；夏季万物华实，需保持心境清静；秋季收敛，需减少悲秋情绪；冬季闭藏，需保持情绪稳定，顺应天时以养身心。中医心理养生强调"未病先防，既病防变"，通过日常的饮食调养、起居有常、劳逸结合，以及培养良好的生活习惯与兴趣爱好，增强心理韧性，预防心理疾病的发生。即使面对压力与挑战也能从容应对，保持心理健康。

　　总之，中医心理养生以其独特的理论体系与实践方法，为现代人提供了一条通往身心和谐、健康长寿的康庄大道。它不仅是对古代智慧的传承，更是对现代人生活方式的深刻洞察与积极回应。

第一节　中医心理养生的内涵与特点

一、中医心理养生的内涵

中医心理养生以中医心理学为理论基础，历经数千年的历史，汇集了众多医学家、思想家和养生家的宝贵经验。

中医学认为，养生的含义很丰富，其中养有六层意思，即滋养、培养、补养、保养、养育、修养，生是指生命力、生长、生存，所以养生的本质就是保养五脏六腑，以获得更加旺盛的生命活力，达到身心保健的目的。心理养生蕴含着两层含义，第一层含义也是最重要的，就是养身，因为生存是一切活动的保障。第二层含义是养神，是更高层次的要求，养神就是养精、气、神。关于中医养生文化，有学者用四个字进行了精辟的概括，即道、生、养、和。其中，道是基础，和是核心，生是目标，养是方法。也有学者指出，中医养生需要在理论继承的基础上多学科、多层次地提升和发展，并逐渐形成专业化、系统化。

中医养生是中华传统文化的重要组成部分，是中医药的特色，是一个相当开放、活跃的领域。它以中国哲学理论为基础，汇集儒、释、道、法的思想精华，不仅具有强身健体的实用价值，而且映射出中华民族的文化品格、民族心理和思维方式。卷帙浩繁的中医古籍中保存了大量的中医养生文献。中医养生是指通过保养精气、调节饮食、活动形体、慎行房事、调适寒暑等各种方法或手段，达到保养身心、减少疾病、增进健康、延年益寿的目的。养生讲求心静气和，阴阳平衡，体态自若，追求的是健康长寿而不只是强壮，是培养人的习性，保持机体的动态平衡。养生不只是一种综合性的强身益寿活动，更是一种生活方式，一种在日常生活中逐渐形成的适合自己的自然生活方式。养生可分为养形和养神。养形是对身体的养护，亦称养身；养神关注的是人的心理和情感世界，是对道德品质和精神世界进行修炼，亦称养心。中医学重视心理现象，并将其贯穿于诊断、辨证、养生等医事活动的各个环节。中医养生学认为，养生首养心，调形首调神，养生之本是养性和养德。

中医养生是根据生命发展规律，有意识地采取各种手段，而达到延年益寿的活动。远古时期，人们为了生存，在与大自然斗争的过程中发现了一些以顺应自然为特点的养生方法。先秦时期，诸子散文中有许多养生保健的精辟论述，为中医心理养生的形成提供了指导思想，有的则直接作为中医心理养生的主要内容。中医心理养生是建立在中医心理学理论基础之上，从中医学中汲取精华，秉承精诚笃实、普同一等、刚柔并济、区别对待的原则，以指导人们调心养性。从整体角度看，中医心理养生是中医养生的重要组成部分，两者相互影响、相互渗透、相互促进。

人的心理是如何形成的呢？中医养生学认为，人的心理活动不是虚构的，而是由人体产生的，这是中医圣典《黄帝内经》（以下简称《内经》）中的重要观点。中医学把个体的所有心理活动统称为神，认为人有五神，包括神、魂、魄、意、志，而这5种心理功能又分别由5个不同的脏腑所支配，即心藏神，肺藏魄，肝藏魂，脾藏意，肾藏志，并认为脏腑是人体情绪活动产生的生理基础，主宰着人的情感世界。现代心理学研究表明，脑是心理的器官，心理是人脑功能的反映。人的一切心理活动，就其产生而言，都是脑的反射活动，即人的心理对客观现实的主观能动反映。《内经》揭示出中医学几千年前就开始研究人的心理活动规律。可见，中医养生文化不仅包含着博大精深的中医养生理论，更蕴含着丰富的心理学思想。

中医养生文化有着极强的包容性，十分强调天人合一、形神一体的整体观与平衡观。中医养生文化融合了自然、个体和社会，形成了一套独具特色的养生框架。中医养生文化的精髓可以概括为顺应自然、恬惔虚无、执敬涵养、恬愉自得。中医心理养生更多地反映了中国传统文化中的相关内容，它对应现代心理卫生或精神卫生。因此，中医心理养生以中医学的整体观和形神理论为指导，结合并融入现代心理学思想，着重研究维护和增进心身健康的原则和方法。

以中华传统文化和中医药体系为底蕴的中医养生文化是中华民族的文化瑰宝，不仅蕴含着富有哲学思辨性质的理论，而且有大量的应用心理学思想。因此，在重视理论研究的基础上，进一步发掘中医心理养生的现实意义和应用性功能可为人们进行身心保健和养生延年提供充足的养分。

中医心理养生强调个体的自我内省关照，将"心理"与"养生"的概念相互融合，以道教宇宙观、人体生成

观、天人合一、天人感应、阴阳五行学说等为哲学基础，
以中医学的气血、经络、腧穴和脏腑学说为生理基础，以
性命为修炼对象，以人体精、气、神为药物（原料），最
终目标为身心俱和，达到健康状态。就个体之身心而言，
心理养生内涵广博，既可以是"神"方面的调神摄生、精
神养生，也包括情志情绪方面的自我调节、情志养生。养
生一是无病之摄养，二是病邪未尽与因病致残的康复。从
这两点看，心理养生的内涵也应当是两方面的，即平常的
自我修身养性和非理性状态下的心理调护。平常的自我修
身养性主要体现在儒家的"宁静以致远，淡泊以明志"，
通过调摄精神，使精神内守，防病延年。非理性状态下的
心理调护，清朝方开曾在《祛病延年法》中指出："惟于
四十九岁，官树村汛时，奔走劳心太甚，致患失眠，迄今
二十余年，遍访医方调治，竟未能愈。兹得朴之冉公所
藏《方仙延年法》，朝夕定心闭目，调息守中，如法课之，
作为性命之工。未及两月，患已若失……是将此法命子
抄录数册，传于素识之患虚痨及停饮者，无不愈。"由此
可见"定心闭目、调息守中"的有效性。因此，中医心
理养生的内涵应包括心理修炼、心理调摄、心理治疗三个
方面。

（一）心理修炼

道家所言的"存想""存思""意守""意导""内视""内观"以及内丹功中的"炼神还虚"都属于修炼范畴。《黄帝阴符经》云："知之修炼，谓之圣人。"这里所说的"修炼"，按胥元一的注释，就是"除情遣欲，爱气啬神，寂淡无为，朝夕不二……乃至功夫圆熟，顿悟性真，返本还元"。这实际上就是气功中的内功或静功。"存思"或"存想"为常用功法，功效是集中精神，排除干扰，诱发生机，调和气血，疏通经络，以增强内脏功能。

心理修炼的高级功法是道家和道教所说的"炼内丹"（气功的高级功法）。经过长期的修炼和探索，内丹学家们总结出了内丹修炼的四个基本步骤，即炼己筑基、炼精化气、炼气化神、炼神还虚。

（二）心理调摄

心理调摄是我国古代各派养生家都强调和提倡的一种最古老的健身养生方法。这里所说的心理调摄就是"调心""调神"。"调"谓调伏、把捉之意，"摄"谓摄取保存、保养之意。按照《道法会元》的说法，入道以调心为要，以精思为妙。调心是把捉，精思是存想。把捉者，或念头一起急当调伏。精思者，存我之神，想我之身。有物可以存，谓之真想；无物以强存，谓之妄想。这就是以自身为对象，对自身的精神、心理进行不断地调整和保养，使其具有积极的适应性。

1. 独立守神

心理调摄的方法，按照《内经》所述，首要的是"独立守神"。《素问·上古天真论》说："恬惔虚无，真气从之，精神内守，病安从来。"就是要使自身的精神心理处于能动的积极状态，对各种内外刺激能做出积极的心理应对，以保持心理平衡。清心静神，即保持心神清静，合理用神。此乃维持精神内守的主要方法。"静则神藏，躁则消亡"是《内经》里的一句话。静神的思想始于老庄。老子、庄子处于社会急骤变化的春秋战国时期，他们在观察当时自然、社会、人事方面的变化后，提出了"清静无为"的思想主张。老子在《道德经》里指出："静为躁君。"意思是在动与静这对矛盾中，静是矛盾的主要方面，安静是躁动的主宰。从这一思想出发，他极力主张要"致虚极、守静笃"，即要尽量排除杂念，使心灵空虚而不杂；始终如一地坚守清静，使神气静而不躁。庄子继承了老子的这种静神思想，并以水为例阐明了神之当静的道理，曰"水静犹明，而况精神"，并认为静和无为便能达到长寿的境界。

2. 恬愉自得

《素问·上古天真论》云："外不劳形于事，内无思想之患，以恬愉为务，以自得为功，形体不敝，精神不散，亦可以百数。"这里指出了恬愉自得在养生中的重要性。

恬愉自得就是使人的心境经常处于恬愉和满足的状态。保持这种心理状态与个人的人生观有关，具有不同人生观的人，可以从不同的方面得到这种恬愉和满足。我国古代的养生家，儒家以入世求乐，"先天下之忧而忧，后天下之乐而乐"。释家以出世寻乐，跳出"三界"，"同登极乐世界"。道家以养生为乐，提倡"十二少"（少思、少念、少欲、少事、少语、少笑、少愁、少乐、少喜、少怒、少好、少恶），反对"十二多"，认为"多思则神殆，多念则志散，多欲则志昏，多事则形劳，多语则气乏，多笑则脏伤，多愁则心慑，多乐则意溢，多喜则忘错昏乱，多怒则百脉不定，多好则专迷不理，多恶则憔悴无欢。此十二多不除，丧生之本也"。这些也得到医家的认同，唐代著名医家和养生家孙思邈在《摄养枕中方》中说："唯无多无少，几乎道矣。"意思是只有这样，才算是掌握了养生之道。

恬愉自得还有一点就是强调欲要适当。"天生人而使有贪有欲,欲有情,情有节。圣人修节以止欲,故不过行其情也"(《吕氏春秋·情欲》)。《庄子·刻意》亦说:"平易恬淡,则忧患不能入,邪气不能袭。"人有多方面的嗜欲爱好,有些通过努力争取能够得到,有些欲望则付出很大代价也未能得到。欲望得到了,会身心愉悦;欲望得不到,就会悲观丧气,郁郁不乐。因此,适当的欲望能保持乐观常在,使心神常乐常欢。

3. 调于四时

在心理调摄上,除了独立守神、恬愉自得,还要注意调于四时。《灵枢·本神》云:"智者之养生,必顺四时而适寒暑,和喜怒而安居处,节阴阳而调刚柔。如是则僻邪不至,长生久视。"这指出精神活动应根据四时变化进行适当调节。1984年,湖北江陵张家山出土的汉初竹简《引书》首段就指出养生要"调于四时"。其云:"春生、夏长、秋收、冬藏,此彭祖之道也。"《素问·四气调神大论》说:"阴阳四时者,万物之终始也,死生之本也,逆之则灾害生,从之则苛疾不起,是谓得道。"此即养生之道。

历代养生家都把四时调摄作为养生的重要方法。宋代姚称写有《摄生月令》，元代邱处机写有《摄生消息论》，明代冷谦、万全和高濂等均写有四时调摄的专论，清代尤乘、徐文弼等在其养生著作中也把四时调摄列为专篇。这些养生家在其著作中所谈的四时调摄，除了强调饮食起居的生活节律要与春生、夏长、秋收、冬藏的阴阳变化节律相适应外，还特别强调"调神"，即养生者在精神上要注意与天气四时变化相适应，"春夏养阳，秋冬养阴，以从其根，故与万物沉浮于生长之门"。

（三）心理治疗

心理治疗亦称"精神疗法"，是我国古代医家常用的一种祛病健身的方法。《灵枢·本神》曰："愁忧者，气闭塞而不行。"《类证治裁·郁症论治》云："然以情病者，当以理遣以命安。若不能怡情放怀，至积郁成劳，草木无能为挽矣。"意为虽然内心有诸多不良情绪，但因好胜或好"面子"，使其压抑在内心深处，不能及时排解，则"积郁成劳"。因此我们应调畅情志，及时调节内心不良情绪，使心理恢复平衡，通过一定的渠道，把心中郁结的恶劣情绪疏导、宣泄出去。方法有二：一是发泄法，即哭泣。如遇到不幸、万分悲痛，最好痛哭一场，让眼泪尽情地流出来，这样会感到舒畅。哭是痛苦的外在表现，是一种心理保护措施。二是宣泄法。对于压抑的情绪，有时不能一下子发泄出来，可采取疏导宣泄的方式，使不良情绪逐渐得到宣泄。

在心理治疗方面，体现中医心理治疗的特点有祝由治疗（祝说病出，言病有所偏，则气有所病，治以所胜，和以所生）、暗示疗法、情志相胜法、言语开导法、气功行为治疗法等。

1. 祝由

祝由是通过分析疾病的起因来解除或减轻患者的心理压力，调节情绪，以达到治愈心理疾病的目的。祝由之名始见于《素问·移精变气论》。云："往古人居禽兽之间，动作以避寒，阴居以避暑，内无眷慕之累，外无伸宦之形，此恬淡之世，邪不能深入也。故毒药不能治其内，针石不能治其外，故可移精祝由而已。"由此可以看出，祝由是一种很早的治疗疾病的方法，甚至早于针灸、砭石。

《灵枢·贼风》云："黄帝曰：其祝而已者，其故何也？岐伯曰：先巫者，因知百病之胜，先知其病之所从生者，可祝而已也。"说的是巫医掌握了一定的治病方法又能了解疾病产生的原因，用"祝由"的方法就能够治愈疾病。

2. 情志相胜法

情志相胜法是《内经》对中医心理治疗的最大贡献，与现代的行为治疗学有很大的相似之处。《素问·阴阳应象大论》和《素问·五运行大论》根据五行生克制化理论，提出了以情胜情的心理治疗法则，即以一种情志抑制另一种情志，以达到消除不良情绪的目的。同时列出了"悲胜怒，怒胜思，思胜恐，恐胜喜，喜胜悲"的情志相胜规律，对后世产生了重大影响。七情五志不仅是引起疾病的主要因素之一，还是治疗许多疾病的有效方法。

3. 暗示疗法

《素问·调经论》说："帝曰：刺微奈何？岐伯曰：按摩勿释，出针视之，曰我将深之。适人必革，精气自伏，邪气散乱，无所休息，气泄腠理，真气乃相得。"这是暗示疗法的最早记载。暗示疗法是指在"无形"的条件下，采用语言、表情、手势或其他暗号，含蓄地对患者的心理和行为产生影响的做法。暗示疗法效果明显，能使患者在清醒的状态下，以语言、针灸等为暗示手段，充分调动患者的积极性，促进其身心处于平衡状态，而达到治疗的目的。

4. 言语开导法

《灵枢·师传》曰：岐伯曰：人之情，莫不恶死而乐

生，告之以其败，语之以其善，导之以其所便，开之以其
所苦，虽有无道之人，恶有不听者乎。《素问·移精变气
论》云："岐伯曰：闭户塞牖，系之病者，数问其情，以
从其意，得神者昌，失神者亡。帝曰：善。"即医生通过
解释、鼓励、安慰、保证、暗示等方法对患者启发诱导，
分析病情，解除患者内心的忧烦之苦。使用言语开导法
时，医生一定要陈明利害，告诉患者如何进行调养，以及
治疗的具体措施，讲解疾病向好的发展趋势，安慰患者，
使之明晓道理，从而减轻心理压力，改善精神状态，促进
身心健康。

5. 气功行为治疗法

在古代，心理治疗中最有特色的是气功疗法。这种疗
法的突出特点不是单纯着眼于心理因素，而是把意念（心
理因素）与形结合起来，按照一定的程式进行反复锻炼，
达到自我入静和放松。

气功从本质上讲也含有一定的心理疗法因素，目的
在于精心调神，进而调身。《素问·上古天真论》谓："呼
吸精气，独立守神。"《素问·异法方宜论》的"导引按
跷"指的就是气功类健身防病方法，包括呼吸、吐纳、按
摩等，目的是使患者自我调整和自我控制，矫正不良行

为，树立正确的行为方式，既可进行心理治疗，又可养生防病。

气功的种类很多，无论何种功法，都要求"独立守神，肌肉若一"（《素问·上古天真论》）。练功时要进行三调：调意、调身和调息。调意即调理自己的意念，就是训练涌现在大脑中的念头。一般把它限制在一个简单的词，如"松"或数字（如"一"）上，并把它固定在想象中的身体某一部位上，如"上丹田"（位于两眉间），或"中丹田"（位于心窝），或"下丹田"（位于脐下一寸半），又称"意守"或"意守丹田"。意守的目的是排除各种杂念，达到入静的境界。入静时身心处于完全放松的状态。这是一个主动抑制的过程，需要反复锻炼，才能运用自如，快速进入入静状态。调身即调整身体姿势。由于功法不同，要求的姿势各异。但无论何种姿势都需使头颈、躯干、四肢肌肉和关节处在相当松弛的状态，并不为自己所意识到。即使练动功时，身体各部分的活动也是轻松自如的。调息即调节自己的呼吸。功法不同，对呼吸的运用也是不同的。内丹功常用调息作为辅助之功，后来内丹家称为内呼吸，即呼吸用鼻，出入气唯细唯长，绵绵不断。其作用在于使心息相依，拴系念头，出散而定。在不同的功法中，虽然调意、调身、调息各有侧重，但调身、调息都离不开调意的指导，所以调意是主要的。

气功疗法不仅能治疗各种疾病，如高血压、冠心病、支气管喘、偏头痛等，也是各种焦虑症、恐惧症、强迫症等心身疾病的有效疗法。总之，心病须用"心药"医，此即心理治疗。

二、中医心理健康的特点

"天人相应""形神合一"是中医学基本的学术思想，保持人与自然的和谐，维持形神（心身）的协调是保证健康的关键，心理健康也离不开这一原则。

（一）人与自然相和谐

中医学认为，人不仅是生物的人，更是自然的人、社会的人。人不能脱离自然和社会环境独立存在，自然和社会环境的种种变化必然影响人的生理和心理变化。《素问·至真要大论》云："天地之大纪，人神之通应也。"人要维护心理健康，必须处理好人与自然及社会环境的关系，保持协调和谐。现代心理学把"心理和环境的同一性"作为评定心理健康的首要指征，这与中医学的观点有异曲同工之妙。

《内经》有"四气调神"之专论，强调顺时调神的养生原则。如春天，人的情志应与万物生机勃勃的气象相适应，"以使志生"；夏天，人的情志应与万物茂盛的气象相适应，"使志无怒"；秋天，人的情志应与万物平定的气象相适应，"使志安宁"；冬天，人的情志应与万物闭藏的气象相适应，"使志若伏若匿"。人的情志（心理）活动只有与春生、夏长、秋收、冬藏相适应，才能维护心理健康。

（二）心与身相协调

心身关系肇始于先秦"形神合一"的哲学思想。张介宾有"形者神之体，神者形之用"；"无神则形不可活，无形则神无以生"的名句。心身关系的本质是"形神合一"，而心身关系即是心理与生理的关系。故心理健康必以生理健康为基础，心理问题也可以影响生理的健康。所以要维护心理健康，一要强调躯体无病痛，二要注意心与身（即形与神）的协调和谐，如此"形与神俱，而尽终天年"。

中医关于心理健康的观念蕴含着中国传统文化、古代哲学思想及中医学等精华，具有鲜明的民族特色，概括起来具有以下特点：强调人与自然社会环境的同一性和协调性，强调心理与生理的协调和谐，重视道德修养品性的状态。心理健康的理念与中国传统文化、古代哲学、道德风范等一脉相承，不可分割。其内涵宏富，寓意深刻。当今社会对于心理健康，要求不仅要有健壮的身体，还要有健康的心理素质。1946年，第三届国际心理卫生大会将心理健康定义为："所谓心理健康是指在身体、智能以及情感上与他人的心理健康不相矛盾的范围内将个人心境发展成最佳的状态。"是指身体、智力、情绪十分调和，适应环境，人际关系中彼此能谦让，有幸福感，工作中能充分发挥自己的能力，过有效率的生活。1948年世界卫生组织成立时，在它的《宪章》中提出了健康的概念："健康是一种在躯体、心理和社会适应方面的完好状态，而不仅是没有疾病或虚弱现象。"之后世界卫生组织又提出了10项具体的健康标准。①有充沛的精力、能从容不迫地担负日常工作和生活，而不感到疲劳和紧张。②积极乐观，勇于承担责任，心胸开阔，精神饱满，情绪稳定。③善于休息，睡眠良好。④自我控制能力强，善于排除干扰，应变能力强，能适应外界环境的各种变化。⑤体重得当，身体匀称。⑥眼睛炯炯有神，善于观察。⑦牙齿清洁、无空洞、无痛感、无出血现象。⑧头发有光泽、无头屑。⑨肌肉和皮肤富于弹性。⑩步态轻松自如。

这10项标准中，第1项是对心理和生理两方面提出的要求。第2、3、4、5四项是对心理提出的要求。其后国内外学者对此发表了不少见解，归纳起来，评定心理健康的指征有四个方面：一是心理和环境的同一性；二是认知、情感、意志行为的和谐性；三是人格的健康；四是社会功能。这一表述综合了各家之长，比较客观公允。

中医学的健康观不仅体现出中医学的特色，一个"和"字也凸现了中国数千年传统文化的浓厚色彩，而且内涵更加深刻、丰富。它说明自然界一切事物的运动变化，包括人的生命活动，只要能保持和谐状态，就能生生不息、万古流长，健康也不例外。

什么是理想的心理健康状态？美国学者坎布斯（A.M.Combs）认为，一个心理健康的人应有"积极的自我观念"，能够悦纳自我，体验到自己存在的价值，具有自知之明，确定自己切合实际的人生目标。

每个人都希望健康长寿，但刻意追求长寿的人未必真能如愿以偿。历代帝王无不追求长生不老，以享尽人间荣华富贵，虽到处寻觅不死之药，然而又有几人"寿比南山"？无数事实证明，只有乐天知命的人，在有限的人生中追求生命的价值，创造生活，奉献社会，享受生命的意义，才有可能健康长寿。许多伟人、科学家把自己毕生的精力奉献给所钟爱的事业，为之而生，为之而死，不仅体现了生命的价值，而且每每能登入寿域，这样的例子不胜枚举。

（三）道德品质高尚，为人排忧

《周易·乾卦》云："天行健，君子以自强不息。"心理健康的人热爱生活，并在工作与生活中获得人生的乐趣。现代心理学认为，心理活动的调节和控制与自制力有关。一个有自制力的人始终会对未来充满自信，自强不息，善于发挥主观能动性，向着既定目标和计划努力进取，即使遇到挫折也始终坚持，不坠青云之志。

《周易·坤卦》云"厚德载物"。所谓厚德载物，是指道德醇厚，足以载物。中国传统养生强调养性，重视以道德修养陶冶情操。如孔子主张以德立身，"欲修其身者，先正其心"；"智者乐，仁者寿"。《内经》有"德全不危"的明诫。意思是一个人只要德行足够，是不用担心身体不健康或者有什么灾祸。一个品德高尚的人，必然拥有良好的心理素质。1948年世界卫生组织提出的健康概念中就包括良好的道德品质。

现代心理学认为，一个人道德高尚，就会超过利他活动所造成的躯体痛苦或心理痛苦，这是心理健康的表现。欲壑难填常常是苦恼的根源之一。七情六欲，人之常情。节欲守神是中国古代养生家的共同识见。老子在《道德经》中主张"清静无为""少私寡欲"，要求达到"致虚极，守静笃"的境地。庄子承老子之说，强调"虚静恬淡，抱神以静"。《内经》受道家思想影响，提出"恬惔虚无，真气从之"；"嗜欲不能劳其目，淫邪不能惑其心"等主张。诸葛亮的"非淡泊无以明志，非宁静无以致远"常常成为人们的座右铭。这些论述集中体现了古代养生家的智慧和经验。用现代语言进行诠释，就是心理健康的人善于驾驭自己的欲望，淡泊名利，知足常乐，保持内心的宁静平和。这并非提倡消极避世，无所作为，及时行乐，而是教人将欲望控制在适度的范围内，树立正确的价值观，客观地对待名利，抵制各种诱惑，积极地面对生活，有效地调控自己的心理活动。

（四）认知、情绪、意志行为和谐

这种和谐性是个体具有良好的社会功能和有效进行各种活动的心理基础。在日常生活中，这种和谐表现为处事从容和宽厚待人。

1. 处事从容

所谓从容，孔颖达疏："从容有常者，从容，谓举动有其常度。"人生活在大千世界中，总要应对各种事件，心理健康的人能够从容处事，从容应对，这是心理自我调控能力支配下情绪、意志行为的集中体现。例如，面对名誉、地位、利益，能够做到"退一步海阔天空，让三分心平气和"；面对灾难、失败、意外，能够处变不惊，应付自如；面对烦恼、痛苦，能像古人那样"古今多少事，多付笑谈中"，说明其应对各种心理创伤有很强的能力，这是心理健康的重要指征。

2. 宽厚待人

宽厚待人是改善人际关系的润滑剂。这需要开阔的胸怀和善良仁爱之心，也是人格健康的标志。宽厚待人不仅可以化解生活上、工作中、家庭里的各种矛盾和人际冲突，营造和谐的工作和生活氛围，还有助于提高生活情趣和工作、学习效率。

良好的人际关系既是心理健康的标准，又是维护心理健康的必要条件。古代先哲云："敬人者，人恒敬之；爱人者，人恒爱之。"一个心理健康的人多具有仁爱善良之心，能认可他人的存在和重要性，而且能与人为善，助人为乐，与他人分享爱与恨、乐与忧。看到他人的成功，怀有同样的喜悦，为之祝贺；看到他人的不幸，怀有恻隐之心，伸出热情之手给予帮助。心理健康的人能以积极的态度与他人相处，尊重他人，信任他人，不拘于个人恩怨，真诚、热情、理性、大度，能够受到他人的尊重。

三、中医学在心理健康中的应用

心理健康对人的幸福和生活质量具有重要影响。中医学作为中国传统医学的重要组成部分，非常重视心理健康的维护和促进。中医养生以调节身体和心理平衡为基本理念，通过改变饮食、调整生活方式、采用中医疗法等提升心理健康。中医学在心理健康中的应用大致包括五行理论、气血理论、情志学说。

（一）中医五行理论

中医五行理论与心理健康深度关联，为中医养生提供了独特的思路和方法。调节五脏功能，调整生活习惯、饮食结构、心理状态等，能够有效促进心理健康，提高生活质量。中医五行理论不仅具有深厚的文化底蕴，还具有广泛的实践价值，值得我们在日常生活中深入学习和应用。

中医五行理论作为中医基础理论的核心构成，不仅深刻揭示了人体与自然界的内在联系，还详尽阐述了人体内部各脏腑之间的相互关系。其中，五行（木、火、土、金、水）与五脏（肝、心、脾、肺、肾）的对应关系更是为心理健康提供了独特的视角和系统的方法论。根据中医五行理论，木对应肝，火对应心，土对应脾，金对应肺，水对应肾。这五行之间相生相克、相互制约，共同维系着人体的生理平衡。当五行之间处于和谐平衡状态时，人体的各项生理功能，包括心理都处于最佳状态。反之，若五行失衡，则可导致人体脏腑功能失调，进而引发一系列心理问题。

中医养生正是基于五行理论，通过调节五脏功能，以达到促进心理健康的效果。例如，调节肝脏功能，对于缓解情绪压力具有显著作用。肝主疏泄，喜条达而恶抑郁。肝气郁结，易导致情绪抑郁、焦虑等心理问题的出现。因此，通过疏肝解郁的方法，如服用逍遥散等中药方剂，或进行针灸、推拿等理疗，可以有效缓解情绪压力，改善睡眠质量，从而达到调节心理的目的。此外，中医养生还强调整体观念，认为人的心理健康不仅与五脏功能密切相关，还与自然环境、社会因素等有着千丝万缕的联系。因此，在调节五脏功能的同时还需注意养成良好的生活习惯，调整饮食结构和心理状态。例如，保持规律作息，有助于调节生物钟，提高睡眠质量；均衡饮食，有助于补充身体所需营养，增强体质；积极的心态和乐观的情绪，有助于缓解压力，提高生活质量。

值得注意的是，中医养生并非一蹴而就的过程，而是需要持之以恒地坚持和实践。这样才能调节五脏功能，促进心理健康，提高人体的整体免疫力，增强抵御疾病的能力。

（二）中医气血理论

中医气血理论，作为中医基础理论的重要组成部分，揭示了人体生理、病理与情绪之间的联系。气与血作为维持人体生命活动的两大基本物质，其运行状态直接影响人的情绪变化及心理健康状态。中医气血理论认为，人的情绪变化与气血运行状态有直接关系。气郁则血瘀，血瘀则气不畅，两者互为因果，共同影响人的情绪及心理健康。如《素问·举痛论》所言："怒则气上，喜则气缓，悲则气消，恐则气下，寒则气收，炅则气泄，惊则气乱，劳则气耗，思则气结。"这表明，不同的情绪变化会直接影响气的运行状态，进而引发气血失衡。

气，在中医理论中被认为是构成人体和维持生命活动的基本物质。《素问·六节藏象论》云："天食人以五气，地食人以五味。五气入鼻，藏于心肺，上使五色修明，音声能彰。"此句明确指出气不仅源于自然界的清气,还可通过饮食五味化生而成。气具有推动、温煦、防御、固摄、气化等多种重要功能。气的推动作用能促使血液在脉道中正常运行,温煦功能则保证人体的正常体温及脏腑的生理活动,防御功能可抵御外邪入侵,固摄作用能防止血液、津液等物质无故流失,气化作用则参与人体的新陈代谢过程。这些功能的正常发挥对于人体的情绪稳定及脏腑功能的协调至关重要。当气的运行出现异常时,人体就容易产生各种不良情绪。例如,气郁会使人感到郁闷、压抑,甚至出现焦虑、抑郁等情绪问题。

血,作为循行于脉中而富有营养的红色液态物质,同样是构成人体和维持生命活动的基本物质之一。《灵枢·营卫生会》云:"营在脉中,卫在脉外,营周不休,五十而复大会,阴阳相贯,如环无端。"血液在脉中运行不息,为全身脏腑组织提供营养和滋润。血液的充足与否以及运行的通畅程度直接影响人的情绪状态。血液亏虚时,人体会出现面色苍白、头晕乏力、心悸失眠等症状,情绪也容易变得低落、焦虑。血液运行不畅,出现血瘀时,人会感到疼痛、麻木,情绪也会变得烦躁、易怒。

中医养生强调,保持气血畅通是调节情绪和改善心理健康的重要手段。推拿按摩、针灸拔罐、中药调理等方法，可以有效调节气血运行状态，从而改善人的情绪及心理健康。推拿按摩作为一种非药物疗法，通过手法作用于人体特定部位，可以舒缓紧张状态，促进气血运行，达到调节情绪的目的。《素问·调经论》云："按摩勿释，着针勿斥，移气于不足，神气乃得复。"说明因气不足而致病者可用按摩的方法补气，使精神得复。针灸拔罐则通过刺激人体特定穴位，调节气血运行状态，达到平衡阴阳、调和气血、安神定志的目的。如《针灸甲乙经》云："心澹澹而善惊恐，心悲，内关主之。"这表明，针灸疗法在调节情绪方面具有独特优势。中药调理则通过药物作用于人体，调节气血生化及运行状态，从而改善情绪及心理健康。如《本草纲目》云柴胡，"主心腹，去肠胃中结气，饮食积聚，寒热邪气，推陈致新"。这表明，柴胡在疏肝解郁、调节情绪方面具有显著疗效。此外，当归、白芍、川芎等中药可补血养血，活血化瘀，对改善气血不足、血瘀等引起的情绪问题有很好的作用。

中医气血理论与心理健康之间存在着的内在联系。调节气血运行状态，可以有效改善人的情绪及心理状态。现代社会，随着人们对心理健康重视程度的不断提高，中医气血理论在心理健康领域的应用将更加广泛和深入，中医气血理论与现代科学技术相结合，必将为人们的心理健康提供更有效的保障。

（三）中医情志学说

中医情志学说认为，情绪与人体健康密切相关。情志，即情绪与意志，中医学认为，情志是影响人体健康的关键因素。根据《黄帝内经》等中医典籍的记载，情志与五脏六腑的功能活动密切相关，其中"七情"即喜、怒、忧、思、悲、恐、惊是中医情志学说的核心内容。情绪的失衡不仅影响个体的心理健康，还可能导致生理功能的紊乱。因此，中医养生强调调节情绪，通过饮食、运动、心理疏导等方式使情绪得以稳定。

中医情志学说认为，情绪是人体内在脏腑功能活动的外在反映，是影响脏腑功能的重要因素。情绪的波动会直接影响气血的运行，导致气血不和，进而产生疾病。《素问·阴阳应象大论》云："怒则气上，喜则气缓，悲则气消，恐则气下，惊则气乱，思则气结。"这不仅描述了情绪变化对气的直接影响，也反映了情绪与身体健康之间的动态平衡关系。当情绪长期处于不平衡状态时，如过度焦虑、抑郁、愤怒等，就会导致气血长期失调，进而引发心理健康问题，如失眠、焦虑障碍、抑郁症等。

随着现代心理学的发展，心理学的理论和方法为中医养生提供了更为科学的支持和指导。心理学研究揭示了情绪与生理反应之间的复杂关系，如应激反应中的"战斗－逃跑"机制以及情绪对免疫系统、内分泌系统的影响等。这些研究成果，有助于人们更深入地理解情绪与疾病之间的关系，从而制定更为精准的中医养生方案。同时，中医养生理论和方法也为心理学提供了新的思路和方法。中医养生注重整体健康，强调身心统一，这与心理学中的整体观念不谋而合。中医的情志调节方法，如冥想、呼吸调节、针灸、拔罐等，为心理学提供了非药物治疗情绪障碍的新途径。冥想作为一种古老的修行方式，已被现代心理学证实能够有效减轻焦虑、抑郁症状，提升个体的情绪调节能力。

中医养生与心理学的结合，不仅促进了双方理论的深化和发展，更为人们提供了更为科学、全面的健康养生方案。在心理健康维护方面，借鉴中医情志调节的方法，采用调整生活方式、饮食习惯、情绪管理等，可以预防和改善情绪障碍。同时，针对已经出现的心理健康问题，综合运用中医养生和心理学的方法，如结合心理咨询、认知行为疗法与中医针灸、中药调理等，能够形成个性化的治疗方案。此外，跨学科的研究合作也为探索情绪与身体健康之间的深层机制提供了新的视角。通过神经科学、生物化学、遗传学等多学科交叉研究，可以进一步揭示情绪调节的生理基础，为中医情志学说提供更为坚实的科学支撑。

中医情志学说与心理学的结合，不仅丰富了中医养生的内涵，也为心理健康维护提供了新的思路和方法。这一跨学科融合的实践，不仅有助于提升个体的身心健康水平，也为构建更加全面、有效的健康养生体系奠定了坚实基础。

第二节　中医心理养生的理论基础

中医心理养生的理论基础主要包括形神合一、五脏藏神说、情志理论与预防观等。这些理论源于《黄帝内经》，并经过历代医家的阐发运用，形成了现代中医心理学的理论基础。形神合一理论认为，人的身体与精神是相互依存、相互影响的。情绪的异常变化可以导致身体疾病的发生，而身体的健康状况也会影响情绪的变化。因此，保持情志的平和、稳定是维护健康的关键。五脏藏神说是中医理论中关于心理活动与脏腑关系的重要学说。心藏神、肺藏魄、肝藏魂、脾藏意、肾藏志。在心理养生中，了解五脏藏神，能让我们认识到心理状态与脏腑功能紧密相连。当我们注重心理养生时，可通过调节情绪、保持良好心态来养护相应脏腑。例如，保持平和心态以养心安神，避免过度愤怒以护肝藏魂，以此促进五脏功能协调，实现身心健康。

情志理论在中医心理养生中也占有重要地位。情志与人的心理状态密切相关。中医学认为，情志失调会影响脏腑功能，导致疾病发生。心理养生强调通过调节情志来维护身心健康。合理运用情志理论，可指导人们认识自身情绪变化，从而采取相应的调节方法，如以情胜情、移情易性等。调整心态、保持乐观情绪，可以促进气血流通、脏腑协调，实现预防疾病、延缓衰老的目的。

中医心理养生的实践方法包括调节情绪、修养德行、适度运动、合理饮食和规律起居等。这些方法可以达到防病健身、延年益寿的目的。未病先防与中医心理养生之间存在着密切的联系，二者共同构成了中医养生防病的重要体系。从中医养生的整体观看，未病先防是预防疾病、维护健康的首要原则。它强调在疾病形成前，通过调养身体、增强正气、避免外邪入侵等方法来预防疾病的发生。
这一原则不仅适用于身体层面的养生，也同样适用于心理
层面的养生。在中医心理养生中，未病先防体现在对不良
心理状态的提前干预和调整，通过保持心态平和、情绪稳
定等方法来预防心理疾病的发生。

一、形神合一

形神合一是中医心理学的理论基础。

神的概念内涵是一元的，即为"生命之主"，但其外
延十分宽泛，既包括心理方面也包括生理方面。因此，这
一概念本身就体现了中医心理学的心理生理统一观。神与
形是生命不可缺少的两个方面，从本源上说，神生于形，
神依附于形；但从作用上说，神又是形的主宰。神与形的
对立，是生命运动的基本矛盾；神与形的统一，是生命存
在的基本特征。神与形的对立统一，便形成了人体生命这
一有机统一的整体。"形神合一"的生命观，是中医学整
体恒动观的重要组成部分，形神合一的具体内容为中医心
理学的心理生理统一观奠定了坚实的理论基础，长期以来
一直有效指导着中医的临床实践，并为现代科学进一步阐
明生命本质及疾病发生规律提供了宝贵线索。

形神合一重在说明心理与生理的对立统一、精神与物质的对立统一、本质与现象的对立统一。所谓形，是指形体，即肌肉、血脉、筋骨、脏腑等组织器官，是物质基础；所谓神，是指以情志、意识、思维等心理活动，以及生命活动的全部外在表现，是功能作用。二者是相互依存、相互影响的辩证关系，是密不可分的整体。神本于形而生，依附于形而存，形为神之基，神为形之主。形神合一构成了人的生命，神是生命的主宰。

人的生命活动大致可分为两类，一类是以物质、能量代谢为主的生理性活动，另一类是精神性活动。人体中起统帅和协调作用的是心神。只有在心神的统帅和调节下，生命活动才能表现出各脏器组织的整体特性、整体功能、整体行为、整体规律，故《素问·灵兰秘典论》说："凡此十二官者，不得相失也。故主明则下安，以此养生则寿，殁世不殆，以为天下则大昌。主不明则十二官危，使道闭塞而不通，形乃大伤，以此养生则殃，以为天下者，其宗大危，戒之戒之！"也正如张景岳所说："神虽由精气化生，但统权精气而为运用之者，又在吾心之神。"人体不但自身各部分之间保持着密切的协调关系，而且与外界环境（自然环境、社会环境）也有密切联系。机体内外环境的相对平衡协调是靠"神"来实现的，故《素问·至真要大论》说："天地之大纪，人神之通应也。"神动则气行，神注则气往，以意领气，驱邪防病又是气功健身的道理所在。如《灵枢·本脏》所说："志意者，所以御精神，收魂魄，适寒温，和喜怒者也。是故血和则经脉流行，营复阴阳，筋骨劲强，关节清利矣。卫气和则分肉解利，皮肤调柔，腠理致密矣。志意和则精神专直，魂魄不散，悔怒不起，五脏不受邪矣。寒温和则六腑化谷，风痹不作，经脉通利，肢节得安矣。"说明神在机体卫外抗邪中起着主导作用。

人类的精神活动是相当复杂的，中医用"五神"（神、魂、魄、意、志）、"五志"（怒、喜、思、忧、恐）等加以概括，并在长期的生活实践和医疗实践的基础上，将五行学说与五脏联系起来，认为这些精神活动是脏腑的功能表现，而且都是在"心神"的主宰下进行的，故张景岳在《类经》中说："人身之神，唯心所主……此即吾身之元神也。外如魂魄志意五种五志之类，孰匪元神所化而统乎一心。"形为生命之基，神以形为物质基础，"形具"才能"神生"。

战国思想家荀况在《荀子·天论》中说："天职既

立，天功既成，形具而神生。"这里的"天"是指自然界；"形"指人之形体；"神"指精神。其意为人的形体及精神活动都是自然界的规律在起作用，是自然界物质变化的结果。只有具备人的形体结构，才能产生精神活动。《黄帝内经》对形体与精神的关系进行了描述。《灵枢·本神》说"肝藏血，血舍魂"；"脾藏营，营舍意"；"心藏脉，脉舍神"；"肺藏气，气舍魄"；"肾藏精，精舍志"。这不仅阐明了精、气、营、血、脉是"五神"的物质基础，而且说明五脏的生理功能与"五神"的活动关系密切。五脏藏精化气生神，神接受外界刺激而生情，神活动于内，情表现于外，这就是五脏与神、情的密切关系。

中医养生学把精、气、神视为人生"三宝"，强调精、气、营、卫、血、津液等精微物质是"神"的活动的物质基础。《素问·上古天真论》指出，"积精"可以"全神"。陶弘景在《养性延命录》中说"神者精也，保精则神明，神明则长生"，指出精的盈亏关系到神的盛衰。李东垣的《脾胃论》说"气乃神之祖，精乃气之子。气者，精神之根蒂也，大矣哉！积气以成精，积精以全神"，说明精气足才能使神的活动健全。《素问·八正神明论》说："血气者，人之神，不可不谨养。"《灵枢·平人绝谷》说："血脉和利，精神乃居。"这些论述都是强调精、气、营、卫、血、津液是神的活动的物质基础。人体的物质基础充盛，则精神旺盛，故《素问·上古天真论》说："形体不敝，精神不散。"因为精神思维活动需要大量的气血精微来供应，所以临床上认为劳神太过，则心血暗耗；心血亏虚，则神志不宁；神志不宁，则表现出各种心理活动异常。

形与神的对立统一，构成了人体生命这一有机统一的整体。《灵枢·天年篇》说："血气已和，营卫已通，五脏已成，神气舍心，魂魄毕具，乃成为人。"只有血气、五脏、精神、魂魄皆具，才会表现出生命力，才会是一个活体的人。该篇还说"五脏皆虚，神气皆去，形骸独居而终矣"，明确指出死亡的概念就是形神分离。张景岳进一步阐发了"形神合一"的生命观。他说："人禀天地阴阳之气以生，借血肉以成其形，一气周流于其中以成其神，形神俱备，乃为全体。"可见，人体生命运动的特征，即是精神活动和生理活动的总体概括。

人的生命活动是十分复杂的，以物质、能量代谢为特征的脏腑功能活动和以脏腑生理活动相应的高级精神活动（意识、思维、情感等）的协调统一，是在"心神"的主导作用下完成的。现代研究表明，心理因素并不是人类情绪变化的唯一刺激因素，自然现象的变化同样可以引起情绪发生相应变化。如四时更迭、月廓圆缺、颜色、声音、气味、食物等都可作用于人体，使之发生情绪改变，进而影响人的生理活动。这说明，人的生理和心理活动是可以相互转化、相互影响的，并有机地统一在一起。

所谓形神共养，是强调不仅要注意形体的保养，还要注意精神的调养，使形体健，精力充沛，二者相辅相成，相得益彰，身体和精神都得到均衡的发展。中医养生学的养生方法很多，但从本质上看，归纳起来不外"养神"和"养形"两大部分，即所谓"守神全形"和"保形全神"。

（一）守神全形

在形神关系中，"神"起着主导作用，"神明则形安"，故中医养生观以"调神"为第一要义，养生必须充分重视"神"的调养。调神摄生的内容十分丰富，可以从多方面入手。

1. 清静养神

清静养神是指精神情志要保持淡泊宁静状态，减少名利和物质欲望。

2. 和情畅志

和情畅志是指协调七情活动，使之平和无过极。

3. 四气调神

四气调神是指顺应一年四季阴阳之变化，使精神活动与四时关系相协调。

4. 气功练神

气功练神是指通过调身、调心、调息，使神志、脏腑达到平衡。

5. 节欲养神

节欲养神是指要节欲，以保精全神。

6. 怡情养性

怡情养性是指通过多种有意义的活动，如绘画、书法、音乐、下棋、种花、集邮、垂钓、旅游等，培养自己的兴趣爱好，使精神有所寄托，从而达到怡情养性、调神健身的目的。

总之，守神全形就是从"调神"入手，增强心理健康与形体健康，达到调神与强身的统一。

（二）保形全神

形体是生命存在的基础，有形体才有生命，有生命才能产生生理活动和精神活动。因此，保养形体非常重要。张景岳说："形伤则神气为之消。""善养生者，可不先养此形以为神明之宅；善治病者，可不先治此形以为兴复之基乎？"他着重强调神依附形而存在，形盛则神旺，形衰则神衰，形体衰亡，则生命终止。

那么如何保形全神呢？人的形体要不断地从自然界获取生存的物质进行新陈代谢，维持生命活动。"保形"重在保养精血。《景岳全书》说："精血即形也，形即精血。"《素问·阴阳应象大论》指出："形不足者，温之以气；精不足者，补之以味。"阳气虚损者，要温补阳气；阴气不足者，要滋养精血。保养身体还必须遵循自然规律，做到起居有常、饮食有节、劳逸适度、避其外邪、坚持锻炼，这样才能有效地增强体质，促进健康。

养神与养形关系密切，二者不可偏废，要同时进行。"守神全形"和"保形全神"是形神合一的具体体现，是对立统一规律在养生学中的运用，目的是为了达到"形与神俱，而尽终其天年"。

二、未病先防

未病先防，即"治未病"，就是预先采取措施，防止疾病的发生与发展。"治未病"之说首见于《素问·四气调神论》。云："是故圣人不治已病治未病，不治已乱治未乱，此之谓也。夫病已成而后药之，乱已成而后治之，譬犹渴而穿井，斗而铸锥，不亦晚乎！"这段话从正反两个方面强调了"治未病"的重要性，已成为预防医学的座右铭。

长期以来，中医"治未病"思想不仅指导着临床对躯体疾病的预防，也渗透在中医心理卫生的思想中。

"治未病"的理念主要体现在提倡心理卫生，加强自我调节，以预防疾病。《内经》云"精神内守，病安从来"，就是说精神守持于内，人怎么会得病呢？《内经》还说"志意和则精神专直，魂魄不散，悔怒不起，五脏不受邪矣"，即心理健康可以使精神安定，不会轻易产生像发怒那样剧烈的情绪变化，五脏的功能不会受到外邪干扰，便可保持安定，不生疾病。

这些观点指出，讲求心理卫生、加强自我调节是预防疾病的重要方面。在漫长的历史进程中，中医"治未病"不仅以炼形气、养精血、调五脏等作为手段，更将精神意志的守持和协调融入疾病预防之中。

明代御医龚廷贤在《寿世保元》一书中把摄生之道归为11条："薄滋味，省思虑，节嗜欲，戒喜怒，惜元气，简言语，轻得失，破忧沮，除妄想，远好恶，收视听。"其中，强调心理调节的有9条。可见，在养生防病方面，古人对心理卫生是何等重视。

（一）"四气调神"以适应自然环境变化

四气调神法是指人们为了顺应自然界四季的变化，主动采取各种调摄形神的方法，以适应其变化，使心身与四季变化规律保持协调一致。"四气调神"作为养生大法的首要，不仅强调不同季节采用不同的饮食、药饵、吐纳导引、养藏的方法养生，也对四季的情志调节、起居行为进行了具体阐述。如四季的情志调摄应按照生、长、化、收、藏的特点进行。春天，万物升发，肝气旺，应注意养肝，使情志舒畅。夏日，天地气蒸，不可因昼长炎热而生厌恶烦躁之情，应养心宁神，保持愉悦的心情。秋天，是肃杀之气降临的季节，形神调摄应顺其收成之势以缓秋刑。秋天还是万物成熟收获的季节，人们既有收获的喜悦，也易因肃杀之气而触景生情，产生失落和惆怅情绪。此时，可仿效万物收藏之意，早卧早起，使情志活动渐趋内守，收敛神气，安宁心志，减少不必要的应酬，以缓和秋令肃杀之气对人体的不良影响。冬天，是万物蛰藏、阴气盛实的季节，形神调摄应顺应潜藏之势，情志活动应静谧内收，不为物欲所动，使心境恬愉安宁。

《内经》指出，春三月为万物发陈的季节，应"夜卧早起，广步于庭，被发缓形，以使志生"。夏三月为万物蕃秀的季节，应"夜卧早起，无厌于日，使志无怒"。秋三月，其气容平，应"早卧早起，与鸡俱兴，使志安宁"。冬三月，其气闭藏，应"早卧晚起，必待日光"；"去寒就温，无泄皮肤"。这些四季行为养生防病的措施，使得"四气调神"在心身调摄方面有了更强的操作性，将保持人体内外环境的协调统一，积极防治疾病落在了实处。

总而言之，《内经》强调，在不同的季节，只要根据自然界的变化规律做好摄神调养，便可使诸脏相生，从而振奋生生不已的勃勃生机，保持心身健康，以适应自然环境的变化。

（二）调七情之偏颇以适应社会环境变化

人之七情属于精神活动范畴，是人体对外界客观事物的不同反映，属生命活动的正常现象，不会使人发病。但若七情发生偏颇，例如人在突然、强烈或长期的情志刺激下就会引起过度或长期的精神紧张，使健康受到影响。当七情超出正常生理活动范围而又不能协调或适应时，脏腑气血便会发生紊乱，导致疾病的发生。

我们生活的社会充满了激烈的竞争，社会环境的变化和生活事件的发生常常使人的七情失调，于是七情便成为致病的主要因素之一。因此，调摄七情之偏颇，调节紊乱的情绪状态，矫正不良的性格和行为，主动搞好心理卫生，人方能不为七情所伤。金元时期的医学家朱丹溪就非常重视心理摄生，主张七情无忧，清虚恬静，使心神安泰，并提出抑性预治，将任理不任情作为防患却疾之要，这是较有创见的心理卫生理论。

（三）涵德养性以适应生命过程的变化

人随着年龄增长，心理状态在不断发生变化，适应心理状态变化、保持内在环境稳定也是心理卫生的要点之一。由于人生的不同阶段有着不同的心理特点，因此，不同年龄段的心理卫生要求是不一样的，但无论哪个年龄段，古人都非常注重涵德养性。道德是人的精神支柱，中医提出要"节阴阳而调柔刚"，即涵养性格，陶冶情操，克服自己的缺点。孔子提出"德润身"和"大德必得其寿"等观点，说明涵德养性是养生防病、健康长寿的重要举措之一。重德行善、温和宽厚、修养好，无论哪个年龄段都能够做到精神内守，身心健康，不会因年龄的改变而产生心身疾病。而见利忘义、行恶缺德之人，不仅危害社会，还会打破自己宁静的心境，导致身心受损、疾病丛生。

中医心理卫生强调调神理情，涵德养性，以适应自然、社会及自身环境的变化，这样方能达到防病健身、延年益寿的目的。长期以来，这一理念深入民心，并成为国民的养生之道。

中医学中蕴含着丰富的"治未病"思想和方法，其中心理养生是重要的组成部分。心理养生强调形身并养，养神为主。《内经》是集战国前医学思想与医学实践之大成者，记述了不少"治未病"的理论和方法，内容丰富，有很多关于"心理调适"的内容，如"未病先防、既病防变"等。

心理养生是中医养生学的重要内容，庄子认为，"养"有六层意思：滋养、培养、补养、保养、养育、修养；"生"是指人的养生是对生命活力的滋补、培养，通过身心养护，以获得更加旺盛的生命力。现代社会，人们十分重视对身体的养护，但对心理养生的重视尚显不足。中医学强调对外界社会适应才能长寿，这种适应一方面表现为身体的劳逸、居处、饮食与外界环境的适应，另一方面表现为心理状态与外界环境的适应。早在唐代，著名医家王冰就提出了"调神"的重要性，强调调神养心以养生，力求达到寡欲、宁静、致柔的境界。

在生活水平不断提高的同时，抑郁症、慢性疲劳综合征的发病率日益增高，这便体现出加强心理养生的重要性。在日常生活和职业劳动中要注意缓解精神紧张，减轻脑力劳动负荷，促进心身健康。

维持精神内守是保持心理健康的方法。中医学认为，嗜欲不止，妄念过度，竭思不尽，则会影响人的身心健康。《素问·上古天真论》主张"志闲而少欲"，要求人们清心寡欲，以理收心。现代社会诱惑多，欲望也多，增强理性的力量，心灵才会纯净，正如孔子所说"和为贵""仁者寿"；做到心胸开阔，就能心静神悦，"不求静而自静也"，预防"浮躁病"的发生。

预防心理疾病的发生要努力做到"内无眷慕之累，外无伸宦之形"，使"外邪不可深入也"。中医心理养生对人们的共同要求是"养神重德""嗜欲有度""顺时调神"，做到这些，就可以化解心理紧张情绪，调适不良心境，提高心理应对能力，满足新时代的理性要求。

与西医学不同的是，中医养生强调"养神重德"，根据每个人的个性特点采用不同的心理调适方法。《内经》中很早就提出了"阴阳五态人""阴阳二十五人"的理论，认为每个人的体质不同、形体不同、行为特征不同，因而所患疾病不同，要根据不同人的不同心理、生理特点实施不同的心理保健方法。

五脏功能正常与否与良好的心理状态相关。五脏是情志产生的基础，五脏发生虚实盛衰变化时，往往对外界某种刺激极为敏感，会直接影响人的情志活动，产生相应的变化。如肝阳盛之人，外界稍有刺激，即容易发怒；肺气虚之人，对外界非良性刺激的耐受性下降。所以只有将身体状态调整到健康水平，才能维持心理健康。

另外，情志活动对脏腑也会产生作用。经常保持"喜"的情志状态，可以使人气血畅达，营卫通利。喜、怒、忧、思、悲、恐、惊中任何一"志"过极，都会影响脏腑功能活动，成为致病的原因。

防治疾病要心身并重，分清主次，临床上很多与心理异常相关的疾病，不能单纯从心理学角度出发，要有与"躯体疾病"相关的思维。比如脏躁，中医学认为，其发生有体质因素，但多表现为情志特征。惊悸的发生往往是体质因素合并心理因素。失眠除与体质有关，绝大部分与社会心理因素有关。因此，养生要注重"心身并重"，或以"治身为主，辅以调心"，或以"治心为主，辅以调身"，或"心身并治"。

"心理健康是人体健康的一半"，心理养生是新世纪健康发展的主题之一。预防疾病的发生和治疗已患疾病，对于个人和社会都十分重要。所谓"上工治未病，中工治已病"，"治未病"中的心理养生是其重要组成部分。心理健康了，就能对抗紧张情绪，经受住压力和挫折，让自己的生活充满活力，进而为社会和谐发展作出贡献。

第三节　中医心理养生的发展

中医心理养生的重要性在于它提供了一个全面的视角来看待人类健康，强调心理状态与身体健康之间的紧密联系。在中医理论中，情志（即情绪）被视为影响人体生理功能的重要因素。长期的情绪波动，如焦虑、抑郁、愤怒等往往可导致或加剧各种疾病。因此，中医心理养生，如冥想、调息、情志管理等方法，旨在帮助人们维持心理平衡，预防和减轻心理压力，从而促进整体健康。

当代社会，中医心理养生的价值尤为显著。随着生活节奏的加快和工作压力的增大，现代人面临越来越多的心理压力和情绪困扰。这些心理问题不仅影响人们的日常生活质量，还可能导致各种身心健康问题，如心脏病、高血压、失眠等。中医心理养生的方法，如调整生活方式、培养积极的情绪态度、进行适度的运动等为现代人提供了简单易行的自我调节手段，有助于缓解心理压力，提升生活质量，并预防相关疾病的发生。

中医心理养生还强调个体化健康管理。每个人的体质和生活习惯不尽相同，因此中医心理养生主张根据每个人的具体情况选择适合自己的养生方法。这种个性化健康管理方式，有助于提高养生效果，使人们在快节奏的生活中找到适合自己的平衡点，实现身心健康。

中医心理养生是一种古老而智慧的健康理念，从《黄帝内经》开始便有心理养生的内容。

一、中医心理养生的起源与哲学基础

（一）中医心理养生的起源

《黄帝内经》是我国现存最早的医学典籍，其中对心理健康有着诸多描述，可以说，中医心理养生的理念起源于《黄帝内经》。《黄帝内经》的心理养生主要体现以下几方面。

1. 心理状态与身体健康密切相关，即"心身合一"，强调心理平衡对维持身体健康的重要性。《内经》提出了

"七情"的概念，即喜、怒、忧、思、悲、恐、惊7种情绪，认为这些情绪如果过度或不当就会影响人体的正常生理功能，导致疾病的发生。例如，过度的愤怒会导致肝气上逆，过度的悲伤会导致肺气郁结。

2.情志对心理疾病的调养具有重要意义，人们需保持心态平和，避免过度的情绪波动。可通过冥想、调息、音乐、书画等方式调节情志，达到身心和谐的状态。

3.心理健康能够预防疾病的发生，保持良好的心理状态，预防疾病发生，延长寿命。

《内经》的这些观念对于现代社会人们保持心理健康仍具有重要的指导意义。

（二）中医心理养生的哲学基础

中国传统哲学对古代中医的发展产生了深远的影响，这些影响贯穿中医治疗思想与实践的各个方面。中医心理养生与治疗作为中医学的分支，其发展同样以中国传统哲学为基础。中医心理养生与中医学一样，也将整体观这一中国传统哲学的核心内容作为指导思想。在形神关系上，中医心理养生认为"形神合一"，因为"神即形也，形即神也。是以形存则神存，形谢则神灭也"。"形者神之质，神者形之用"。中医心理治疗研究的不仅是无形的"神"，更是"形神相即"的"人"。中医心理养生还崇尚"天人相应",人"与天地相应,与四时相副,人参天地",所以它所研究的"人"是生存于自然界、生活于人际社会中的,因此人的形神活动必然受到自然环境和社会环境的影响。中医心理养生在自然环境与社会环境的变化中,从人的生物属性、社会属性及心神活动之间的辩证关系来全面考察"人"。

1. 天地人三才论

《周易·系辞下》云:"有天道焉,有人道焉,有地道焉,兼三才而两之。"天道、地道是指人所生存的自然环境,人道是指社会环境,天、地、人被称为"三才",共同构成了人的生存环境。中医心理养生认为,人与其生存的外部环境有着不可分割的关系,《素问·宝命全形论》指出:"夫人生于地,悬命于天;天地合气,命之曰人。"人是天与地共同的产物,对外部生存环境而言,人如同庞大母系统中的子系统。人生活在天地之间,人的生理活动和心理活动既受到自然环境的影响,又受到社会环境的影响。

《内经》认为,人必须依赖于自然界才能得以生存,并云:"上下之位,气交之中,人之居也。"人生活在大自然中，绝非孤立存在，而是与大自然息息相关。《素问·宝命全形论》云："天覆地载，万物悉备，莫贵于人。人以天地之气生，四时之法成。"《素问·生气通天论》云："天地之间，六合之内，其气九州、九窍、五脏、十二节，皆通乎天气。"《内经》认为，人是天地自然规律运动变化发展而成的产物，"人与天地相参也，与日月相应也"。天人同源，人应顺其自然，适应自然的变化。《素问·宝命全形论》指出："人能应四时者，天地为之父母……能达虚实之数者，独出独入，呿吟至微，秋毫在目。"《内经》还指出，只有"虚邪贼风，避之有时"；"法于阴阳，和于术数"，才能"精神内守"。《素问·四气调神大论》中的"故阴阳四时者，万物之终始也，死生之本也，逆之则灾害生，从之则苛疾不起"也告诫我们，如果顺从四时的变化规律就不会生病。如果违背四时的变化规律，则可能伤及五脏，累及五志，在造成生理伤害的同时还会带来心理上的伤害。

《内经》认为，人的生理和心理状况还受到社会环境的影响。《素问·气交变大论》云："夫道者，上知天文，下知地理，中知人事。"这是对医者的要求，这里的"天文""地理"泛指自然环境中的各种影响因素，而"人事"

则泛指社会人际因素，如社会经济、政治、文化、风俗习惯，甚至患者自身的经济状况、社会地位和个人经历等。《灵枢·逆顺肥瘦》指出："上合于天，下合于地，中合于人事。"人是社会的人，社会环境对人的生理和心理健康有着不同程度的影响。《素问·疏五过论》云："故贵脱势，虽不中邪，精神内伤，身必败亡。始富后贫，虽不伤邪，皮焦筋屈，痿躄为挛。"说明社会地位和生活条件变化会引起情志变化，会对人的身心健康产生影响。

2. 阴阳学说与五行学说

（1）阴阳学说　《灵枢·病传》云："明于阴阳，如惑之解，如醉之醒。"《景岳全书·传忠录·阴阳篇》云："设能明彻阴阳，则医理虽玄，思过半矣。"可见阴阳学说对中医理论体系及中医心理养生影响很大。中医用阴阳学说来解释生命的起源和本质，理解人体的生理功能和病理变化，发现疾病诊断和防治规律，阴阳学说同样贯穿于中医心理养生的方方面面，长期有效地指导中医心理医疗活动。

阴阳最初指日光的向背，向日为阳，背日为阴。后来引申为气候的寒暖。中国古代思想家看到一切现象都有正反两方面，就用阴阳这个概念来解释自然界两种对立和相互消长的气或物质势力。《老子·四十二章》指出"万物负阴而抱阳",肯定了阴阳的矛盾势力是事物本身所固有的。《易传》提出"一阴一阳之谓道",把阴阳交替看作宇宙的根本规律。阴阳是中国古代哲学的基本范畴,是朴素的对立统一理论,它肯定了世界是物质性的整体,阴阳之间存在着既对立又统一的辩证关系。中国古代思想家认为,阴阳的对立统一是宇宙的总规律,宇宙间万事万物不仅其内部有阴阳的对立统一,而且其发生、发展变化也是阴阳二气对立统一的结果。

阴阳学说对中医学的影响巨大,促进了中医理论体系的形成与发展。中医学把阴阳看作自然界的根本规律,阴阳的对立统一是天地万物运动变化的总规律。《素问·阴阳应象大论》指出,"阴阳者,天地之道也,万物之纲纪,变化之父母,生杀之本始,神明之府也,治病必求于本",阐述了阴阳存在着对立制约、依存互根、消长平衡、相互转化的关系。

①阴阳对立制约。中医学认为,自然界所有相互关联的事物、现象都存在阴与阳两个方面,它既表示两种对立特定的属性,比如表与里、明与暗、寒与热等,还表示两种对立的特定的运动趋向或状态,比如上与下、内与

外、动与静、出与入等，阴阳既对立又统一，在相互制约和斗争中得到统一，获得动态平衡。对人体而言，阴阳的这种相互对立制约处于相对平衡的状态时，人体就是健康的。如果因某些因素影响，阴阳关系失去平衡，则如《素问·阴阳应象大论》所说："阴胜则阳病，阳胜则阴病；阳胜则热，阴胜则寒。"意思是若出现阴阳某一方的偏盛或偏衰，就会引发疾病。

②阴阳依存互根。所谓"阴阳互根"是指"阴与阳两个对立双方所具有的互相依存、互为根源的关系。阴和阳都不能脱离对方而单独存在，对方的存在是自己存在的前提和条件"。《医贯砭·阴阳论》指出的"阴阳又各互为其根，阳根于阴，阴根于阳；无阳则阴无以生，无阴则阳无以化"就是这个含义。物质属阴，功能属阳，物质可认为是功能活动的基础和结果，而功能则是物质运动的表现。中医学认为，人体物质基础和功能活动同样相互依存、相互为用，二者的这种互根互用，维持着人体的基本生命活动。

③阴阳消长平衡。"阴阳消长"就是阴与阳在量和比例上的不断调整变化过程。人体中阴与阳两者之间是不断消长变化的，即此消彼长，此长彼消。中医学认为，人体

产生属阳的功能活动，必须消耗一定属阴的物质基础，这就是"阴消阳长"的过程；而属阴的物质基础产生，又必须消耗一定属阳的功能活动，这就是"阳消阴长"的过程。当消长达到相对平衡时，人体的活动表现正常。如果消长失衡，则会出现阴阳偏盛偏衰，人体就会出现病理状态。

④阴阳相互转化。事物的阴阳属性并非绝对而是相对的。随着时间的推移或所运用范围的不同，事物的性质或对立面会发生改变，其阴阳属性也会随之而变化。对立的阴阳双方在一定条件下可以朝相反的方向转化。中医学认为，根据阴阳的相互转化，人机体的物质与功能、生理活动的兴奋与抑制以及疾病发展过程中阳证和阴证都是可以相互转化的。正如《局方发挥》所言："阴阳二字，固以对待而言，所指无定在。"

此外，根据气一元论，中医学认为，气是构成人体并维持人体生命活动的物质基础。根据阴阳属性，中医学将气分为阳气和阴气。阳气对人体具有温煦推动作用，阴气则对人体具有滋润营养作用。中医将气的阴阳对立统一运动视作生命运动的根本规律，而升降出入则是气化活动的基本形式。所谓阳主升，阴主降，阴阳之中又有阴阳，阳虽然主升，但阳中之阴则降。阴虽然主降，但阴中之阳又上升，阳升阴降可以说是阴阳固有的性质，而阳降阴升则可看作是阴阳交合运动的变化。气化活动的过程就是人体阴精与阳气的矛盾运动过程，也是阴阳升降出入的过程，所以气化正常，升降出入就正常，生命活动也就正常。气化异常，则升降出入就异常，生命活动也会出现异常。《素问·六微旨大论》所谓"出入废则神机化灭，升降息则气立孤危"即为此意。

（2）五行学说

①五行论：五行包括水、火、木、金、土5种物质。中国古代思想家把这5种物质作为构成万物的元素，以说明世界万物的起源和多样性的统一。五行也是中国古代哲学的基本范畴之一，它不是静态的，而是5种动态的相互作用。五行学说与阴阳学说一样，始终着眼事物的矛盾作用及其运动和变化。五行是5种功能属性的代表，是自然界中客观事物内部阴阳运动变化过程中所呈现的5种状态的抽象概念。其中，"木"代表生长柔和、条达舒畅等类似的属性；"火"代表温热、升腾、明亮等类似的属性；"土"代表生化、承载、敦厚等类似的属性；"金"代表清洁、清肃、收敛等类似的属性；"水"代表寒凉、滋润、

向下运行等类似的属性。五行学说的影响极为深远，五行之间也有相生相克关系。所谓"相生"是指该事物能够促进、助长和资生彼事物，五行相生关系是指金生水、水生木、木生火、火生土、土生金。所谓"相克"是指该事物能够抑制和制约另一事物的生长和功能，五行相克关系是指金克木、木克土、土克水、水克火、火克金。五行"相生"和"相克"在自然界普遍存在，对中医心理治疗思想的产生和实践具有深远的影响。

②五脏论：五行的概念早在春秋战国时期就已运用于医学，用以说明脏腑属性及其相互关系。张仲景在《伤寒论》中指出："夫天布五行，以运万类，人禀五常，以有五脏，经络府俞，阴阳会通，玄冥幽微，变化难极。"中医藏象学说将人体脏器对应于五行，以五行的属性区别脏腑器官的特性。如肝属木、心属火、脾属土、肺属金、肾属水等。根据五行的特性，肝属木，因而其特点是喜条达而恶抑郁，有疏泄的功能；心属火，因而其特点是心阳有温煦的功能，心火易于上炎；脾属土，因而其特点是有运化水谷精微、营养五脏六腑、四肢百骸的功能，又是气血生化之源；肺属金，因而其特点是有清宣肃降的功能；肾属水，因而其特点是主水液代谢之蒸化排泄，有藏精的

功能。

中医用五行相生相克理论解释内脏之间的相互资生和相互制约关系，其相生关系表现为肝生心、心生脾、脾生肺、肺生肾、肾生肝；相克关系表现为肺克肝、肝克脾、脾克肾、肾克心、心克肺。

五脏与季节的变化也有密切关系，心气通于夏，肝气通于春，脾气通于夏，肺气通于秋，肾气通于冬。而昼夜阴阳的变化又与四时特点相类似，《灵枢·顺气一日分为四时》指出："以一日分为四时，朝则为春，日中为夏，日入为秋，夜半为冬。"因此，五脏又与昼夜变化息息相关。

③五志论：中医将人的精神情志活动称为"七情"，包括喜、怒、忧、思、悲、恐、惊，或"五志"，即喜、怒、思、悲、恐。"五志"归属五脏：心在志为喜，肝在志为怒，脾在志为思，肺在志为忧，肾在志为恐。情志作为人体功能活动的表现，以五脏精气作为物质基础，脏气失调会引起情志的异常，而情志的异常也会影响脏腑的功能。

《素问·阴阳应象大论》曰："五脏化五气，五气化五志。"其中，"五脏化五气"意为五脏能化五气，五气充盛了，才能刺激大脑细胞的生长和活跃。"五气化五志"表明人体五脏所化生的气血是喜、怒、思、悲、恐的物质基础。《灵枢·本神》云："肝藏血，血舍魂，肝气虚则恐，实则怒……心藏脉，脉舍神，心气虚则悲，实则笑不休。"

正常的情志活动有赖于脏腑功能正常，若脏腑功能出现异常，则不仅会对机体造成伤害，还会导致情志异常。

五志活动对五脏亦有反作用。中医学认为，五志活动以五脏气化活动为基础，而情志变化也可影响脏腑功能。《素问·举痛论》云："余知百病生于气也。怒则气上，喜则气缓，悲则气消，恐则气下……惊则气乱……思则气结。"这些气机的变化可引起相应的生理变化，甚至伤及脏腑。《灵枢·寿夭刚柔》指出："忧恐忿怒伤气，气伤脏乃病脏。"意为忧恐忿怒之情会伤气，受伤之气又会伤及脏腑，导致脏腑生病。五脏与五志有如下关系。

"喜"与心的生理功能有关。《素问·六节藏象论》指出："心者，生之本，神之处也。其华在面，其充在血脉，为阳中之太阳，通于夏气。"其中将"心"比喻成生命的根本，是神明所在之处，其荣华表现在面部，其功用是充养血脉，为阳中的太阳，与夏气相通。心的功能正常与否关系到"喜"的情绪是否正常，如果心藏神功能过亢，则会出现喜笑不休；如果心藏神功能不及，则易使人悲伤。因心统领五志，故五志过极会伤"心"。反之，喜也会对心产生影响，即"喜伤心"，过度的喜乐会导致气缓不收，进而损伤心神。

"怒"与肝的生理功能有关。《灵枢·本神》云"肝藏血，血舍魂"；《素问·五脏生成》云"故人卧血归于肝，肝受血而能视"，指出肝有贮藏、调节血量以养魂、养目的功能。《素问·六节藏象论》说"肝者，罢极之本，魂之居也"。肝的功能正常则人的情绪正常，肝血不足，肝阳偏亢就会出现烦躁易怒的情况。反之，"怒"也会对肝产生影响，过度的怒会导致血气上涌，出现呕血猝厥，肝气不疏，会导致胸闷胁痛。

"思"与脾的生理功能有关。《素问·六节藏象论》云："脾者，仓廪之本，营之居也；其华在唇四白，其充在肌，此至阴之类，通于土气。"脾为饮食水谷受纳运化的根本，是营气所居之处。脾的荣华表现在口唇四周，充养的组织在肌肉，与长夏的土气相通应。张景岳说："此虽若指脾为言，而实总结六腑者，皆仓廪之本，无非统于脾气也。"脾是气机上下升降的枢纽，"脾在志为思"。脾的功能正常则人的情绪正常，脾虚则不耐思虑，思维迟钝。反之，

"思"也会对脾产生影响，即"思伤脾"。过度的思虑会导致气结不行，伤害脾脏，影响正常的生理功能。

"忧（悲）"与肺的生理功能有关。《素问·六节藏象论》云："肺者，气之本，魄之处也。"意思是人体之气由肺主导，拥有健康的肺，才能身体强健，精神饱满。肺在志为忧（悲）。忧（悲）由肺精、肺气化生。肺气虚弱，人体对外来非良性刺激的耐受力会随之下降，而产生忧愁之情。忧（悲）也会对肺产生影响，气由神使，肺在志为忧（悲），忧（悲）为人体正常的情绪变化或情感反应，但悲忧过度，则可损伤肺精、肺气，出现呼吸气短等现象，即"悲则气消"。反之，神由气生，肺气虚衰或宣降失调，机体对外来刺激耐受能力低下，也容易产生忧、悲的情绪变化。魄藏于气，由肺所主，肺气充盛，则体魄健壮；肺气虚弱，则言语无力，做事缺乏魄力，故当补精益气，使肺气充盛，以恢复健康的体魄和充沛的精力。

恐与肾的生理功能有关。《素问·六节藏象论》云："肾者，主蛰，封藏之本，精之处也。"肾藏精是指肾具有储存、封藏人体精气的作用，所藏之精包括先天之精和后天之精，合称肾精，是人体生命的本源及生命活动的根本。肾的气化功能与恐的身心变化特点密切相关。肾的功能正常与否关系到"恐"的情绪是否正常，肾虚则易于恐惧，反之，"恐"也会对肾产生影响，即"恐伤肾"。过度的恐惧，可令肾气不固，气泄于下，导致二便失禁等情况。

人的情志变化是非常复杂的，很多情况下是几种情志交织出现，因此，情志活动反作用于脏腑所引起的气机变化也是复杂的，有可能同时存在几种气机升降的异常，以致人体内气机紊乱，破坏脏腑的正常生理功能。

阴阳学说和五行学说均体现了中国传统哲学的整体观，这种整体观是中医心理治疗的指导思想。季羡林先生指出："天人合一这个命题正是东方综合思维模式的最高最完整的体现。"中国传统哲学讲求整体观，其对宇宙万物的整体统一性认识包括人与自然环境和社会环境的统一，以及人的生理与心理、各器官功能、心理活动之间的统一。整体观是中医学最基本的指导思想，中医在观察、认识、分析和处理有关身体健康和疾病问题时，十分注重人体自身的完整性及人与自然、社会环境之间的统一性和联系性。中医体系下的中医心理养生同样以整体观为指导，因此在研究中医心理养生对象、中医心理养生理论基础以及中医心理养生方法时，均需带着整体观去理解和分析。

二、古代中医心理养生的发展

（一）东汉时期

张仲景是东汉时期著名的医学家，被誉为"医圣"。他的著作《伤寒杂病论》是中医学的重要典籍之一，对于中医理论和实践均有深远的影响。张仲景在《伤寒杂病论》中不仅详细阐述了各种疾病的诊断和养生方法，还提出了许多有关心理养生的理念，对于现代人的心理健康仍具有重要的启示意义。

1. 情志调养

这是张仲景心理养生的核心理念之一。张仲景认为，心理因素对人体健康有着至关重要的影响，情绪波动、精神压力过大都会导致人体生理功能紊乱，从而引发疾病。因此，他十分强调心理养生的重要性，提倡人们要保持心态平和，避免过度的情绪波动，如愤怒、悲伤等，并提出了一系列保持心理平衡和健康的方法。例如通过冥想、调息等使身心达到和谐状态。这与现代心理学中的压力管理和情绪调节有着相似之处。

2. 饮食调养

张仲景十分强调饮食调养在心理养生中的作用。他认为，不同的食物具有不同的性质和味道，可以对人体产生不同的影响。他建议人们根据自己的体质和病情选择合适的食物，以达到养生的目的。这种理念与现代营养学中的个性化饮食有着相似之处，有助于现代人更好地保持身心健康。

3. 适度运动，保持良好的生活习惯

张仲景认为，适度运动可以促进气血流动，增强体质，而不良的生活习惯则会导致身体虚弱，容易生病。他建议人们保持良好的作息时间，避免过度劳累和熬夜。这种生活方式对于现代人来说同样具有重要的指导意义，有助于提高生活质量，预防疾病的发生。

4. 注重心理因素

张仲景十分强调心理因素对人体健康的影响，并提出了一系列保持心理平衡和健康的方法。在当今快节奏的生活中，人们常常面临各种压力和挑战，如工作压力、人际关系、家庭问题等。如果处理不当，就可能导致心理问题的出现，如焦虑、抑郁等。

张仲景的心理养生理念，对于维护心理健康具有重要的意义。首先，我们可以通过情志调养保持心理平衡，包括学会控制情绪、保持积极乐观的心态、避免过度的情绪

波动等。例如，遇到挫折时，可尝试通过深呼吸平复情绪，保持冷静和理智。同时，可培养一些兴趣爱好，如阅读、绘画、音乐等，以转移注意力，缓解压力。其次，可通过饮食调养促进身心健康，包括选择健康的食物、控制饮食量、保持饮食均衡等。例如，多吃新鲜蔬菜和水果，少吃高脂肪、高糖分的食物，并可根据体质情况选择适宜的食疗方，如红枣汤、枸杞茶等。最后，保持良好的生活习惯，保证睡眠充足、避免熬夜，并可适量运动，如散步、慢跑、瑜伽等，以增强身体的柔韧性和耐力，提高身体素质，避免疾病的发生。

（二）唐宋时期

这一时期是中医学繁荣发展的时期，涌现出一批杰出的医学家。他们不仅在疾病诊断和养生方面取得了重大突破，在心理养生方面也作出了重要贡献。这一时期，医学家们更加注重心理因素在人体健康中的作用，认识到情绪和心理状态与身体健康密切相关，并提出了许多调节情志、保持心理平衡的方法。

1.孙思邈的心理养生观

孙思邈，唐代著名医药学家，被誉为"药王"。他在心理养生方面的贡献尤为突出。孙思邈认为，人的情绪和心理状态直接影响人的身体健康，并提出了"恬惔虚无，真气从之"的养生原则，强调保持心态平和、清静无为的重要性。他还主张通过调息、冥想等使身心达到和谐状态。

2. 王冰的心理养生观

王冰，唐代著名医学家，他提出了"形神一体"的养生理念，强调形与神的相互关联。王冰认为，保持身体健康和心理平衡两者是相互依存的，只有形神俱佳，才能达到真正的养生效果。

3. 李杲的心理养生观

李杲，宋代著名医学家，他提出了"治未病"的理念。李杲认为，预防疾病的发生比治疗疾病更重要。因此，他提倡人们要注重饮食调养、适量运动，建立良好的生活习惯等，以预防疾病的发生。

4. 其他医家的心理养生观

陈藏器在其著作《本草拾遗》中详细记载了各种药物的性能和用途，其中不乏用于调节情志、缓解压力的药物，为后世的心理养生提供了重要参考。唐宋时期的医学家对于心理养生的贡献还体现在实践方面。他们通过临床实践，不断探索和完善心理养生方法。他们发现音乐、绘

画等艺术形式对于调节情绪、缓解压力具有显著效果，故
而将这些艺术形式融入心理养生中，为患者提供更加全面
的养生指导。这种综合养生方式不仅能够改善患者的身体
状况，还能提升患者的心理健康水平。与此同时，唐宋时
期的医学家们还注重心理养生与身体养生相结合。他们认
为，身心健康是相互依存的，只有形神俱佳，才能达到真
正的养生效果。为此，他们提出了许多形神兼修的养生方
法，如气功、太极拳等。这些方法既能锻炼身体，又能调
节情志，对于现代人来说同样具有重要的指导意义。

（三）明清时期

这一时期的医学家对心理因素与人体健康之间的关系
进行了深入探讨，认为情绪和心理状态与身体健康密切相
关，甚至能够直接影响人体的生理功能。他们更加注重心
理因素在人体健康中的作用，提出了许多调节情志、保持
心理平衡等有益于身心健康的养生方法。

1. 李时珍的心理养生观

李时珍，明代著名医学家，他在心理养生方面的贡献尤
为突出。他提出了"情志内伤"理论，认为过度的情绪波动
会对身体造成损害，从而引发疾病。他提醒人们要保持良
好的心理状态，避免过度的情绪波动。他还提出了"养生

之要，莫大于调神"的观点，强调调神养生的重要性。

2. 张介宾的心理养生观

张介宾，明代著名医学家，他提出了"心身合一"的养生理念，强调心与身的密切联系。张介宾认为，心理状态可直接影响身体健康，因此人要保持良好的心理状态，就必须注重心理养生。他还提出"调神养生"的观点，认为调节情志、保持心态平和是养生的重要手段。

3. 王孟英的心理养生观

王孟英，清代著名医学家，他在其著作《温热经纬》中提出了"情志内养"的理论，强调通过调节情绪来保持心理健康。他主张人们要学会控制自己的情绪，避免过度激动或压抑，始终保持心理平衡。

李时珍、张介宾与王孟英均倡导运用冥想、调息等技法来调节情志，以达到身心的和谐状态。

三、近现代中医心理养生的发展

（一）中医心理养生的传承

近代以来，中医心理养生在传承中不断发展，形成了独特的理论体系和实践方法。随着西医学的传入和现代科学技术的发展，中医心理养生面临诸多挑战，然而许多学者致力于研究中医心理养生的理论和方法，推动其传承和发展。

在传承过程中，中医心理养生不断吸收和借鉴其他学科的理论和方法，丰富和发展自身的内涵。例如，心理学、生理学等学科的理论为中医心理养生提供了新的视角和思考方式，推动了其理论体系的不断完善。同时，中医心理养生也不断与现代科技相结合，探索新的实践方法和应用领域。

近代以来，随着社会的变迁和人们生活方式的改变，中医心理养生经历了一系列的变革。这些变革主要表现在以下几方面。

1. 理论创新

近代以来，许多学者对中医心理养生理论进行了深入研究，提出了许多新的理论观点和思想。例如，张伯礼教授提出了"情志调摄"理论，强调情绪对人体健康的影响；钱乃荣教授提出了"五脏养生"理论，强调五脏与心理健康的关系。这些理论创新为中医心理养生的发展注入了新的活力。

2. 方法改进

随着现代科技的发展，中医心理养生的实践方法也得到了改进和完善。例如，针灸、按摩等传统养生方法得到了现代化的改造和发展，提高了养生效果和患者的舒适度。同时，中医心理养生也不断吸收现代心理学的方法，如认知行为疗法、正念疗法等，丰富了养生的方法。

3. 应用拓展

近代以来，中医心理养生的应用领域不断拓展。除了传统的疾病养生和保健领域外，中医心理养生还被应用于心理咨询、心理养生、康复医学等领域。例如，在心理咨询领域，中医心理养生可以帮助人们缓解压力、调节情绪；在心理养生领域，中医心理养生可以辅助治疗各种心理疾患；在康复医学领域，中医心理养生可以帮助患者恢复身体功能和心理健康。

4. 国际化发展

随着全球化进程的加快和中医药文化的传播，中医心理养生逐渐走上国际舞台，越来越多的外国人开始了解和接受中医心理养生的理念和方法。与此同时，中医心理养生也与世界各国的文化和医学体系相互交流和融合，促进了全球健康事业的发展。

（二）中医心理养生的发展

现代社会，人们面临越来越多的心理压力和问题，如焦虑、抑郁、失眠等，中医心理养生作为古老而科学的养生方法，对于现代人养生保健仍具有重要意义。

1. 中医心理养生强调疾病预防

中医心理养生注重从源头上预防心理问题的发生，强调通过调节情志、保持心理平衡提高心理素质和抗压能力。

2. 中医心理养生具有独特的效果

中医心理养生通过针灸、按摩等方法及现代心理学的方法调节人的生理功能和心理状态，效果明显。对一些心理障碍和心理疾病，中医心理养生可作为辅助手段，提高治疗效果。

3. 中医心理养生具有广阔的应用前景

随着人们对身心健康的关注度不断提高，中医心理养生的应用领域不断拓展。未来，中医心理养生可与西医学、心理学等学科结合，形成更完善的健康管理体系，为人类健康事业作出更大贡献。

第四节　中医心理养生的价值

中医心理养生的核心价值在于倡导身心和谐，强调形神合一的养生理念。在快节奏的现代生活中，心理健康日益受到重视，中医心理养生以其独特的理论体系与实践方法展现出不可替代的价值。

一、促进心理平衡

中医心理养生深谙身心和谐之道，强调心理平衡对维持健康的重要性。中医学认为，心主神明，情志活动可以影响五脏六腑的功能和气血的运行。因此，中医心理养生能够有效促进心理平衡，实现身心同治。一方面，中医倡导"恬惔虚无，真气从之"，鼓励人们保持心境平和，减少过度的欲望与情绪波动，通过冥想、太极、书法、绘画等疗法，引导个体调息凝神，使心神归于宁静，从而达到调节情绪、缓解压力的效果，增强自我觉察能力，提升心理韧性。另一方面，中医注重情志相胜，即利用一种情志去纠正另一种偏胜的情志，如以喜胜忧、以怒胜思等，通过调节情绪，促进心理平衡。此外，合理膳食，如用百合、莲子等养心安神也是中医心理养生的重要方面。中医心理养生以其独特的理论体系和实践方法，为现代人提供了一种促进心理平衡、维护心理健康的有效途径。它不仅关注个体的身体健康，更重视心灵的滋养与和谐，体现了中医"治未病"的思想精髓，对提升全民心理健康水平具有重要意义。

二、预防心理疾患

中医心理养生深谙身心合一之道，强调通过调节情志、顺应自然、调养五脏六腑以达到预防心理疾病的目的。在中医理论体系中，心理健康与身体健康紧密相连、互为因果。情志失调，如怒、喜、忧、思、悲、恐、惊过度皆可伤及脏腑，引发或加剧心理疾病。中医心理养生倡导"治未病"的理念，即在心理疾病尚未发生之时，便采取积极措施进行预防，目的是培养"中和"之性，即保持情绪稳定，不过度波动，使心境平和，气血顺畅。中医心理养生具体包括以下几方面。

1. 调畅情志

通过琴棋书画、太极拳、八段锦等活动，陶冶情操，疏泄不良情绪，达到情志和谐。

2. 顺应四时

根据自然界的季节变化调整作息与情绪，如春日养阳以助升发，秋日养阴以防悲秋，使心理状态与自然和谐共存。

3. 饮食调养

采用食疗方法，根据体质与情绪状态选择合适的食材，如肝气郁结者多食疏肝解郁之品，以调畅情志。

4. 静心养性

中医倡导采用冥想、打坐、读书等方式，使内心宁静，增强心理韧性，抵御外界压力与纷扰。

5. 社交互动

中医心理养生鼓励适度社交，建立和谐的人际关系，通过分享与倾听，缓解孤独感与焦虑情绪，进而增进心理健康。

总之，中医心理养生通过综合调治身心，不仅能够提升个体的心理免疫力，还能有效预防心理疾病的发生，促进人的全面健康与和谐发展。

三、提高生活质量

中医心理养生注重身心合一，主张通过调节情志、安神定志等方法，引导人们达到内心平和、精神饱满的状态，全面提高生活质量。中医学认为，"怒伤肝、喜伤心、思伤脾、忧伤肺、恐伤肾"，情志的失衡会直接影响脏腑功能，进而影响身体健康。因此，中医心理养生不仅关注身体健康，更重视心灵滋养，提倡顺应自然、和谐共处的养生哲学，鼓励人们根据四季变化调整作息，与自然界保持同步，以促进心理与生理的双重平衡，使心静则神远，神远则气畅，气畅则血和，血和则病不生。

四、辅助调养心理疾病

中医心理养生的独特之处在于强调身心合一、形神共养的健康理念，在辅助调养心理疾病方面显示出明显优势。中医学认为，人的心理状态与五脏六腑、经络气血息息相关，情志失衡往往是心理疾病发生的重要内因。

中医心理养生强调采用调节情志、疏通气机、平衡阴阳的方法，恢复人体的心理和生理平衡。例如，采用中药调治、针灸推拿、情志疗法（如音乐疗法、书法养生）、太极瑜伽及食疗等手段缓解焦虑、抑郁、失眠等心理症状。针灸疗法通过刺激特定穴位，可调节脑内神经递质分泌，而安神定志，解郁除烦；中药调治选用具有疏肝解郁、养心安神功效的药物，从整体上改善患者的心理状态。中医还倡导"恬惔虚无，真气从之"的生活态度，鼓励人们保持平和的心态，减少欲望，以达到心理养生的目的。中医心理养生以其独特的理论体系和实践方法，为心理疾病的调养提供了丰富的手段和途径，不仅能缓解心理症状，还能帮助患者建立健康的心理调节机制，促进身心全面康复，体现了中医"治未病"的智慧。

五、促进身心健康

中医心理养生体现了"形神合一"和天人合一的哲学思想，强调心身并重的健康理念，对促进身心健康具有不可估量的价值。在中医理论中，人的健康不仅关乎身体各脏腑经络的和谐运行，更与情绪、心理状态的平衡紧密相连。中医心理养生倡导通过调摄情志、修心养性、顺应自然等方式，达到心理与生理的双重和谐。

喜、怒、忧、思、悲、恐、惊七情是人体对外界刺激的正常反应，但过度或不当均易损伤脏腑，影响气血运行，进而引发疾病。因此，中医心理养生鼓励人们保持平和的心态，避免情绪的大起大落，通过冥想、太极、书法、园艺等静心养性等活动，调节情绪，舒缓压力，使心灵得以安宁。同时，中医心理养生强调顺应自然规律，随四时之变化调整作息与饮食，以维护体内环境的稳定与平衡。中医心理养生以其深厚的文化底蕴和科学的健康理念，为现代人提供了一种促进身心健康的有效途径，不仅能够预防心理疾病的发生，还能提升整体健康水平，实现真正的身心和谐与长寿。

六、传承和弘扬中华文化

在快节奏的现代生活中，中医心理养生以其独特的理论体系和实践方法为人们提供了一条回归自然、平衡心灵的道路。它告知我们如何识别并调节不良情绪，如何通过实现内在修养与外在环境相协调来缓解心理压力，提升生活质量。中医心理养生的传承与弘扬，不仅是对古老智慧的继承，更是对中华文化生命力的展现。它跨越了时空的界限，连接着古今中外的智慧与经验，更为构建人类卫生健康共同体贡献了中国方案。中医心理养生正通过教育普及、学术交流、国际传播等多种途径，逐步走向世界舞台，让更多的人领略中华文化的博大精深与独特魅力，成为连接人心、促进文化交流的桥梁，为中华文化的传承与弘扬书写新的篇章。

七、适应现代社会需求

在当今快节奏、高压力的现代社会，健康已成为人们普遍关注的焦点。特别是大学生这一特殊群体正处于身心发展的关键阶段，面临着学业压力、人际关系、职业规划等多重挑战，心理健康问题日益凸显。中医心理养生为学业繁重、竞争激烈的大学生群体提供了科学有效的减压方式。它通过调节情志、顺应自然、饮食调养、导引按摩及针灸等方法，使大学生身心和谐，有效应对长时间学习带来的身心疲劳。

中医心理养生还注重个体差异，倡导辨证施养，即根据每个人的体质、性格、环境等因素量身订制养生方案，实现个性化健康管理，为大学生的身心健康提供有力支持。

第二章
传统文化与中医心理养生

　　在悠久的中华传统文化中，儒、释、道、法四大思想体系与中医心理养生相辅相成，共同构建了深邃而丰富的养生哲学。其中，儒家文化倡导的"仁爱""中庸"强调人际关系和谐与自我修养。中医心理养生受此影响，注重调和情志，以"和"为贵，提倡通过道德修养来调节心理状态，达到"心神宁静、百病不生"的境界。儒家之"仁爱"精神，鼓励人们以慈悲为怀，宽以待人，这不仅促进了社会和谐，也是个体心理健康的重要保障。释家文化，即佛教，讲究"禅定""般若"，倡导通过冥想、观照内心以达到心灵的超脱与智慧的增长。中医心理养生汲取其精髓，运用"静坐调息"等方法，帮助人们缓解压力，平息杂念，增强心理韧性。释家"无我"的哲学，更是引导人们超越物质束缚，追求心灵的自由与平静。道家文化以"道法自然"为核心，追求"无为而治"，强调顺应自然规律，达到身心的和谐统一。中医心理养生受此影响，提倡"恬惔虚无，真气从之"，鼓励人们保持心态平和，顺应自然变化，避免过度干预与强求，从而实现心理健康的自然平衡。法家文化虽以法治为主，但其重视规则、讲求实效的思想对中医心理养生亦有所启示。在心理健康维护上，法家鼓励建立积极的生活习惯，遵循科学合理的养生法则，强调自我约束与规范，以实现身心的强健与和谐。

第一节　中国传统文化对中医心理养生的启示

中国传统文化对中医心理养生的启示主要体现在其哲学思想和心理治疗方法的融合上，通过文化思想载体的独特性和大众性，使心理治疗更广泛地得以推行，从而更有效地帮助具有心理疾患的患者康复。中医心理养生强调"治未病"的理念，即通过预防措施来防止疾病的发生或恶化。这一理念与中国传统文化中的"预防为主"思想相契合，强调在疾病发生之前采取措施，避免或减少疾病的发生。此外，中医还注重个体化治疗，根据患者的具体情况制定个性化治疗方案，这与传统文化中注重个体差异和个性化的思想不谋而合。中医心理养生的具体方法包括饮食调理、起居调整、情绪管理和中医特色疗法等。饮食起居规律是中医养生的基础，有助于维持身体健康。在情绪管理方面，中医强调调节情志，保持内心平和，避免过度耗散精力，这与传统文化中追求内心宁静和和谐的思想相一致。特色疗法如针灸、中药治疗、推拿和艾灸等，通过调节人体的气血运行和阴阳平衡，实现身心的和谐。在现代社会，中医心理养生不仅是一种医疗方法，更是一种生活方式和哲学理念。它强调人与自然的和谐统一，注重整体观念和辨证施治，为现代人的身心健康提供了宝贵的指导。遵循中医智慧，人们可以在快节奏的生活中保持身心健康，实现天人合一的境界。

一、中国传统文化对心身并治的影响

中医学的形神观传承了中国传统文化中的"形神合一"思想，形成了"心身合一"的整体观和唯物论，它作用于实践便形成了心身统一原则。中国传统的天人合一思想论述了中医心理学的一个最大优点——身心一致、生理和精神统一的整体养生思想。中医心理养生在思想上追求"形神合一"，在诊断上运用"四诊合参""司外揣内"，在治疗方法上重视"辨证论治"，体现了一致性、整体性与有序性的统一。中医心理养生始终强调形神一体，认为健康既包括生理健康、无病痛，又包括思想和精神上的统一，而且通过中医心理养生能够达到身心均健康的目的。

二、中国传统文化对中医情志养生的影响

情志是指喜、怒、忧、思、悲、恐、惊7种情绪。任何事物的变化都有两重性，既有利人的一面又有害人的一面。同样，人的情绪、情感的变化亦有利有弊。如《养性延命录》所说："喜怒无常，过之为害。"《三因极一病证方论》则将喜、怒、忧、思、悲、恐、惊正式列为致病内因。中医的顺情从志疗法类似于现代心理养生的支持疗法，要求养生者顺从患者的情绪和意志，满足患者的身心需要，使患者从压抑的情绪中彻底解脱出来。据《古今医案》记载，一名女子怀疑丈夫有外遇，因痛恨第三者而变得癫狂，昼夜言语滔滔不绝，对此家人束手无措。于是大夫暗中派人告诉女子，她怀疑的第三者已经中暑暴亡。患者得知消息后，痛恨得以解除，身体很快便痊愈了。

三、中国传统文化对开导劝慰法的影响

开导劝慰法与现代心理养生的认知疗法十分相似，是养生者通过与患者交谈，使之明白道理，主动消除心理障碍。《灵枢·师传》云"告之以其败，语之以其善，导之以其所便，开之以其所苦"，其中的

"告""语""导""开"就是通过语言开导进行养生，使患者积极配合，解除疑虑，增强信心，改变不良行为。《历代中医心理疗法验案类编》记载，某公子患眼病，但他骄横傲慢，既抗拒治疗又畏惧死亡。叶天士抓住这个心理，采用言语开导法，"告之以其败"，你的眼病不重，完全可以自己好，但愈后七日内足必生毒，发作便不可收拾。公子闻言，立刻求救，最终听从医生建议进行治疗，疾病得以痊愈。

四、中国传统文化对中医心理养生的影响

中国传统文化和中医心理养生都强调人与自然环境和谐统一、人与社会环境和谐统一，主张人与人之间和谐相处，身体养生与心理养生有机结合。中医心理养生提倡通过健康的生活方式、饮食习惯和运动习惯等达到身体内外经脉气血平衡，进而达到调节身心、保养身体的目的。

中医心理养生提倡少用药物或不用药物，尽量采取疏导、劝慰、移情、益智等手段缓解抑郁情绪，减轻压力。同时辅以运动养生，如气功、太极、针灸、音乐等，达到心理养生的目的。

第二节 儒家文化与中医心理养生

在历史的长河中，儒家思想如同一股清泉，滋养着中华民族的精神土壤，深刻地影响着华夏子孙的道德观念、身体健康与智慧成长。它不仅仅是一种哲学体系，更是融入日常生活，指导人们行为处事的智慧宝典。儒家思想从古至今，成为我们身心健康的内在支撑与智慧成长的灯塔。儒家重"修心养性，怡情养气"。宋明儒学受禅宗影响而发展成"理学""心学"，儒士"半日读书半日养气"，儒家的《易》与中医学有着密切的关系。儒家注重精神保养，孔子说"哀莫大于心死"，养心与"养德""寡欲""知足"不可分，只有重德、寡欲、知足，才能减轻心灵的负荷而焕发生命的活力。"养心莫善于寡欲"；"知足者，不以利自累也"。怡然自乐，无得失之患，无惭愧之扰。儒家文化以其深邃的哲学思想和丰富的伦理观念，为心理养生提供了宝贵的思想资源。践行中庸之道，秉持仁爱之心，坚持自省慎独，我们不仅能够实现内心的和谐与平衡，更能促进个人全面发展，为社会和谐贡献力量。

一、儒家文化形成的背景

儒家文化，又称儒家思想或儒家学说，是以孔子为代表的中国古代文化流派。儒家文化起源于春秋时期，后在战国时期得到进一步发展。儒家文化的核心是仁、义、礼、智、信、孝、忠、勇等伦理道德观念，其形成受到当时社会历史的影响。

春秋战国时期，社会发生了剧烈变革，礼崩乐坏，秩序混乱。儒家文化旨在通过道德教化和礼制重建，恢复社会秩序的稳定。儒家文化形成的历史背景可从以下两方面进行理解。

（一）社会环境

春秋战国时期，中国社会处于分裂和动荡之中，原有的封建礼制无法适应社会发展的需要，导致秩序混乱。由此儒家文化提出了一系列道德规范和社会治理理念，试图解决这些问题。

（二）思想来源

儒家文化来源于先秦时期的诸多学派，尤其是《周易》《诗经》《礼记》等，为儒家文化的形成提供了丰富的思想源泉和理论基础。

儒家文化的历史背景是复杂且多方面的，它既反映了当时的社会环境，也融合了多种思想源泉，并在政治和文化层面产生了深远影响。

二、儒家文化的历史地位

儒家文化在中国历史上的地位非常显著，它不仅是中华文明的重要组成部分，而且对中国的社会制度、价值观念、教育理念等均产生了深远影响。

儒家文化由孔子等人创立并发展。孔子提出的仁、义、礼、智、信等道德观念，以及他所倡导的教育理念对后世儒家文化的发展影响深远。自汉武帝开始，儒家文化被确立为官方意识形态，并逐渐成为中国封建社会的主导思想。这一地位的确立，使儒家文化得以广泛传播和深入人心。儒家文化强调家庭伦理、社会和谐及道德修养，这些思想深深地扎根于中国人的日常生活。例如，孝顺父母、尊敬长辈、邻里和睦等都是儒家文化的体现。儒家文化十分强调教育的重要性，提倡"有教无类"，这为中国的教育事业奠定了基础。儒家文化不仅对中国传统文化产生了深远影响，也对东亚地区的文化产生了深远影响。日本的"和魂汉才"、韩国的"儒教立国"都深深地打上了儒家文化的烙印。

三、儒家文化的基本内容

儒家文化的内容主要包括"血亲人伦",强调家庭和家族的重要性;尊老爱幼,孝顺父母等亲情伦理;现世事功,关注现实世界,强调实践和行动,追求实际效果;修身养性,重视个人修养,主张通过学习和自省提升个人品格和精神境界;道德理性,认为道德是人的天性,提倡仁爱、正义、忠诚、孝敬、勇气、诚实等美德。儒家文化的核心思想可以概括为"恕、忠、孝、悌、勇、仁、义、礼、智、信",这些价值观深深地影响着中国文化和社会制度的发展。

(一)"血亲人伦"

儒家文化中的"血亲人伦"是指儒家思想中对家庭和亲属关系的重视和规范。它强调血缘关系的亲情伦理,包括尊敬长辈、孝顺父母、爱护兄弟姐妹、关心亲戚邻里等。儒家文化认为,家庭是社会秩序的基础,"血亲人伦"不仅仅是一种道德规范,更是一种社会责任和义务。它要求每个人都要尽到对家庭的责任,维护家庭和谐,并通过家庭教育和家风传承培养优良的道德品质,形成良好的社会风气。这种思想对社会的稳定与和谐起到了重要作用。

（二）尊老爱幼

所谓"尊老"，就是在社会和家庭中要尊重长者，要考虑长者的生活需求和感受，并给予他们适当的照护。在儒家看来，老年人生活经验和社会阅历丰富，是社会和家庭的重要支柱。年轻人应当向老年人学习，尊敬他们，并在可能的情况下提供支持。"爱幼"是强调对儿童和青少年要关爱和保护，关心他们的成长。儒家认为，孩子的教育不仅是家庭的责任也是社会的责任。因此，成年人应当为年轻一代提供有利于身心健康发展的环境，传授给他们正确的价值观和生活技能。"尊老爱幼"不仅是儒家文化中家庭伦理的基石，也是构建和谐社会的重要原则，体现了对个体生命周期不同阶段的尊重和关怀。

（三）现世事功

儒家文化中的现世事功是指在现实生活中追求并实现个人和社会的目标与成就。它强调了儒家哲学中的实用主义和现实主义倾向，即儒家不仅关注个人的道德修养和内在品质的培养，也强调这些修养和品质在实际生活中的应用和体现。在儒家看来，一个人的道德修养不仅仅是为了完善自我，更是为了在社会和家庭中发挥积极作用，促进社会关系的和谐和家庭结构的稳定。因此，儒家鼓励人们将道德修养转化为实际行动，通过参与社会事务和家庭生活来实现个人价值和社会进步。例如，儒家提倡的"仁爱"和"礼节"等道德规范，被看作是日常生活中处理人际关系和解决实际问题的有效工具。通过实践这些道德规范，人们可以获得良好的声誉，促进人际关系和谐，从而实现"现世事功"。

（四）修身养性

儒家文化中的"修身养性"是指通过学习和修炼提升自己的道德品质和智慧，以及在生活中不断维护和增强这种品质和智慧。修身养性源自儒家的重要文献《论语》，其中孔子提出了"修身、齐家、治国、平天下"的理念，并将"修身"作为基础和首要任务。"修身"是指通过学习和实践来培养自己的道德品质，使之符合儒家所倡导的仁、义、礼、智、信等价值观。这不仅仅是理论的学习，更重要的是要将这些价值观体现在日常生活当中，比如尊敬长辈、友爱兄弟、诚实守信等。"养性"是儒家对个人修养的一种深化，强调在日常生活中持续不断地维护和强化自己的道德品质，包括反思自己的行为，纠正错误，以及面对诱惑和挑战时坚持原则。

（五）道德理性

儒家文化中的道德理性是指对道德行为的合理性和科学性的追求。儒家认为，道德行为不应仅仅基于传统的习俗或情感，而应基于对事物本质的理解和对行为后果的评估。这是基于儒家对人性本善的认识，认为人可以通过教育和修养而达到更高的道德水平。

儒家文化中的道德理性主要体现在三个方面：①道德自觉：儒家强调个人应当有道德自觉，要认识到自己的行为有可能对他人和社会产生影响，因此要对自己的行为负责。这种自觉源于对道德的认知和内化，而不是单纯的外在约束或强制。②道德选择：儒家认为，面对道德决策时，应当基于对事物本质和后果的理解进行选择。这种选择应当是理性的，而不是盲目的或冲动的。这种选择的过程需要个人具备足够的知识和智慧，能够正确判断事物的性质和发展趋势。③道德实践：儒家强调道德行为不仅仅是内心的态度，更在于实际的行动。这种行动应当是有效的，能够真正对社会和个人产生积极的影响。这种实践需要个人具备足够的勇气和决心，面对困难和压力时能够坚持自己的道德信念。

（六）恕

儒家文化中"恕"的基本含义是推己及人、将心比心。它要求人们处理人际关系时应该设身处地为他人考虑，不要把自己所不愿意的东西施加给他人。此即《论语》中的"己所不欲，勿施于人"。"恕"是"仁"的重要组成部分。儒家认为，"仁"是做人的根本，"恕"是实现"仁"的重要途径。"恕"可以消除人与人之间的隔阂，达到相互理解、和谐共处的理想状态。"恕"在实际生活中运用广泛。例如，在工作中尽量站在同事的角度思考问题，避免提出我们自己所不愿意接受的要求；在家庭中，应多考虑家人的感受，避免自己的行为给家人带来不便。总体而言，"恕"体现了儒家对人际关系的深刻理解和对道德行为的严格要求，有助于与他人和谐相处。

（七）忠

儒家文化中"忠"的基本含义是尽心竭力、公而无私。《说文解字》对"忠"的解释是"敬也，尽心曰忠"，即对人、对事做到尽心尽力。在儒家伦理思想中，"忠"是做人的美德，被列为"四德"之一，与"孝""悌""信"并列。"忠"也是儒家道德哲学的基石之一。"忠"在实际生活中体现在对工作尽职尽责，为家人提供支持和帮助。

（八）孝

儒家文化中的"孝"是指儿女对父母的尊敬和照护。它是儒家伦理思想的核心，被视为做人的基本道德准则之一。儒家认为，"孝"是建立和谐社会的基础，是维护社会稳定的重要因素。

（九）悌

"悌"亦作"弟"，最先由孔子提出，儒家文化中的"悌"多指兄弟姐妹之间的相亲相爱和相互尊重，常与"孝"并列。《论语·学而》云："弟子入则孝，出则弟，谨而信。"意思是年轻人在家要孝顺父母，出外要敬爱兄长，说话要谨慎，言而有信。其重点强调了为弟者要根据其所应遵循的行为准则去尊敬兄长。孔子还指出："君子务本，本立而道生。孝弟（悌）也者，其为仁之本与。"他认为，孝悌是最重要的道德规范，是其他一切道德规范的基础。儒家将"孝悌"看作是实行"仁"的根本条件，认为"悌"是培养个人品德、维护家庭和谐和稳定社会秩序的基石。

（十）勇

儒家文化中的"勇"并不是简单的勇敢，而是结合了智慧、正义和道德的一种品质。儒家认为，真正的勇者不仅要有勇气去做正确的事情，还要有足够的智慧去判断何为正确，以及面对困难和挑战时要坚持自己的信念。孔子提出"勇者不惧"，并不是说勇者没有恐惧，而是说勇者面对恐惧时，要坚守道义，做出正确的选择。儒家还强调"勇"与"仁"结合的重要性，认为"仁者必有勇"，这意味着仁爱之心与勇气并存，共同构成儒家理想的人格特质。在现实生活中，"勇"表现为面对不公正和不义行为时，能够站出来捍卫正义，保护弱者；面对困难和挑战时，能够坚持自己的理想信念，不屈不挠。总体而言，儒家文化中的"勇"，是鼓励人们面对困难和挑战时不仅要敢于行动，更要善于思考，坚守道义，这样才能成为真正的"勇者"。

（十一）仁

"仁"是儒家文化中的核心概念之一，代表一种高尚的道德理想。"仁"涵盖了爱人、善行和人与人之间的和谐关系。孔子认为，"仁"是个人修养的最高境界，也是治理国家和社会的基础。"仁"的含义非常广泛，它要求人们对家人、朋友和所有人都要持有善意和关爱之心。"仁"还包含了"恕"，即设身处地为他人着想，理解并宽恕他人的过失。"仁"要求人们履行"五伦"（父子有亲、君臣有义、夫妇有别、长幼有序、朋友有信）义务，通过恰当的行为和态度维护社会关系的稳定。"仁"还涉及"忠""恕""孝""悌"等其他儒家美德的体现。孔子的学生曾参阐释"仁"说："克己复礼为仁。"意即通过克制自我欲望，遵守社会礼仪和传统规范，人就能达到"仁"的境界。"仁"在儒家文化中是一个多层次的概念，要求个人在日常生活中展现出对他人的关心、理解和尊重，以及在社会关系中的责任感和使命感，使个人和社会都能朝着更加美好和谐的方向发展。

（十二）义

儒家文化中的"义"是指一种道德规范和社会责任感，要求人们在行为上要符合社会的伦理道德和规范。它强调个人应当规范行事，与他人和谐相处。"义"在儒家文化中通常被理解为一种内在的道德品质，指导人们面对选择时做出正确的决策。"义"也被视为一种社会责任感，要求人们在追求个人利益的同时也要考虑到对社会和他人的影响。儒家认为，"义"与"利"是相互关联的，但"义"优先于"利"。也就是说，个人的行为应当首先考虑是否符合社会伦理道德和公共利益，而不是仅仅追求个人私利。在现代社会，"义"仍然是我们评价行为和决策的重要标准。

（十三）礼

儒家文化中的"礼"是一个复杂且多维度的概念，主要是指规范人际关系和社会行为的一套准则。它起源于中国的礼仪制度，后逐渐演变为一种道德哲学和社会伦理体系。在儒家看来，"礼"不仅仅是一种外在的礼仪或习俗，更是一种内在的道德修养和品德。它要求人们处理人际关系时要遵循一定的道德规范和行为准则。孔子在《论语》中提到"礼之用，和为贵"，是说"礼"具有促进和谐的作用，无论大事小事都要遵循"礼"的原则。同时，儒家也强调"礼"与"仁"的结合，即在遵循"礼"的同时要有仁爱之心。

（十四）智

儒家文化中的"智"是指一种道德智慧，它不仅是关于知识的积累和运用，更是一种辨别是非、善恶的能力。儒家把"智"作为"仁""义""礼""智""信"这5种基本品德之一，作为实现"仁""义"的重要手段。孔子说，"智者不惑"，意思是拥有智慧的人，面对生活中的各种问题时能够清晰地分辨是非，不会感到困惑。儒家强调，"智"并非天生就有，而是通过学习和实践培养的。孔子本人就是一个很好的例子。孔子曰："我非生而知之者，好古，敏以求之者也。"意思是说："我不是生来就有知识的人，而是爱好古代文化，勤奋敏捷去求得来的人。"说明即使是孔子这样的圣贤，也要通过学习才能提升自己的智慧。

（十五）信

儒家文化中的"信"是指诚实、守信、不虚伪的道德品质。它是儒家"仁""义""礼""智""信"五常之一，也是儒家实现"仁"的重要条件之一。在儒家文化中，"信"不仅是个人品德的表现，也是社会交往的基础。孔子在《论语》中说："与朋友交，言而有信。"意思是与朋友交往，要做到有信用，言行一致。此外，儒家还将"信"视为治国理政的根本，认为一个国家若能守信，就能赢得民心，进而实现国家的长治久安。在实际生活中"信"体现在各个方面，如遵守承诺、履行义务、公正公平等。这些行为不仅有利于个人的品德修养，也有利于社会的和谐稳定。

四、儒家文化在中医心理养生中的应用

儒家文化的核心理念包括仁爱、和谐、礼仪、中庸

等。这些理念被逐渐引入心理养生领域，能够帮助人们更好地处理心理问题。

儒家文化强调人与人之间关系和谐，这与中医心理养生中关注个体与社会环境的相互作用相吻合。儒家文化中的"仁爱"有助于提升个体的同理心和关怀能力，对于改善人际关系和解决矛盾冲突具有重要意义。

儒家文化强调和谐与平衡，这与中医心理养生注重维持内心平和与外在和谐相一致。儒家文化中的"礼"和"仪"为养生过程中的沟通和行为规范提供指导，以提高养生效果。将儒家文化引入心理养生，有助于深刻理解和处理心理问题。

"中庸"是儒家文化中的核心概念，源自《易经》中的"中"和"庸"二字。"中"是指事物的平衡点，即不偏不倚的中正之道；"庸"是指平常、普通之意，意味着中庸之道并非高深莫测，而是每个人都可以理解的道理。"中庸"之道强调处理人际关系和社会事务时要保持中正、平衡、适度的态度，面对各种选择时不要走极端，而是要寻找最佳平衡点，即所谓的"中"。中庸之道不仅是一种道德修养的境界，也是一种方法论，能够帮助人们在复杂的社会关系中找到最佳的行动路径。中庸之道对于中医心理养生也具有指导意义，它提醒人们在面对工作、学习和家庭等各种压力时，要保持平和的心态，寻找最佳的解决方案，既要有所坚持，也要有所包容，这样才能使身心都得到良好发展。

第三节　道家文化与中医心理养生

道教养生在人的精神活动及与疾病的密切关系方面有很多精辟论述。《素问·阴阳应象大论》云"喜伤心、怒伤肝、忧伤肺、思伤脾、恐伤肾"。《素问·疏五过论》云："凡欲诊病者，必问饮食居处，暴乐暴苦，始乐后苦，皆伤精气，精气竭绝，形体毁沮。"说明情绪可以导致疾病，影响健康。魏晋时期著名思想家、养生家嵇康在其《养生论》中提出养生有五难："名利不灭，此一难也；喜怒不除，此二难也；声色不去，此三难也；滋味不绝，此四难也；神虑精散，此五难也。"古人的这些论述都明确指出，心理情绪的变化是影响养生的重要因素之一。道家文化为心理养生提供了丰富的理论资源与实践路径。它所倡导的虚静、顺应、和谐等理念，对于现代人缓解心理压力、提升生活质量具有重要意义。在快节奏的现代生活中，我们不妨借鉴道家智慧，寻求内心的宁静与平衡，实现身心的全面健康。

一、道家文化的历史背景

在中国传统文化的三大支柱文化中，儒家文化是纯粹的思想学术文化体系，佛家文化是纯粹的宗教文化体系，而道家文化则介于两者之间，是思想学术与宗教相结合的产物。道教是以道家学术思想为内容的宗教，道家学术思想的内容是中国文化的原始宗教思想、哲学思想、科学理论与科学技术的总汇，是集中国传统文化古今之大成者。

道家文化起源于先秦时期老子的《道德经》。《道德经》被视作道家文化的经典，阐述了道家文化的核心内容"道"的观念、"无为"的观念和身心修养的思想。"道可道，非常道；名可名，非常名。无名，天地之始，有名，万物之母。"这是《道德经》的第一句话，概述了"道"这个重要概念。"道"是宇宙的本原、总根源、总规律，是说不清道不明的。世间万物都是从"无"开始的，"有"则孕育了世界万物。也就是说，整个宇宙间万事万物都是从无到有的过程，这是《道德经》所含有的辩证法思想。

道家文化发展于庄子。庄子，名周，战国时宋国蒙人，生卒年不可考，但可确认的是他生活在公元前328～295年。庄子发展了老子的哲学思想，认同"道""无为""身心修养"这三大基本观念。《庄子》继承了《道德经》的辩证法思维，提出了相对论。"不知周之梦为蝴蝶与，蝴蝶之梦为周与"，认为事物的存在具有矛盾性、相对性和有限性。

道家文化的发展可分为两个阶段，第一阶段是《庄子·天下》所概述的包括老庄思想的先秦道家，这是道家哲学最昌盛的阶段。第二个阶段是《史记·太史公自序》所说的秦汉道家，也称黄老道家。黄指黄帝，老指老子。老子是道家的创始者，黄帝被视为道家的宗祖，在汉代被明确界定。王充《论衡·自然》篇说："贤之纯者，黄、老是也。黄者，黄帝也；老者，老子也。黄、老之操，身中恬淡，其治无为，正身共己，而阴阳自和，无心于为，而物自化，无意于生，而物自成。"著述黄老之学的典籍主要有《经法》《十六经》《称》《道原》四篇，称为黄老帛书。黄老帛书产生的具体年代不可考，只能推断产生于战国时期。汉代产生的黄老道学著作代表是《汉书·艺文志》里的《管子》《文子》《鹖冠子》三篇。黄老学说以"道""无为""身心修养"为基本理论，并吸收了其他学说的思想，"采儒墨之善，撮名法之要"，因而与老庄的道有些许不同。例如，对于道的基本特质的界说，《道德经》说是"道生一"，而《十六经·成法》则说"一者，道其本也"，两者在某种意蕴上有所差别。但无论怎样，黄老道学仍继承了老庄的哲学思想，发展了辩证哲学。

汉代以后，道家思想作为一种独立的理论形态停止发展，道教兴起，道家文化以宗教形式开始发展起来。东汉末年，黄老道学分为两派，一派为张角创立的太平道，以《太平经》为教义。一派是张陵创立的五斗米道，即后来的天师道，以《道德经》为教义，后其子张衡、其孙张鲁使之得以发展。五斗米道将太上老君（老子）推崇为道的教化者，老子开始成为道教的教祖。张角的太平道和张鲁的天师道都属民间宗教，主以符箓驱邪祛灾，故都被称为符箓派。晋代葛洪收集研究了各种道教著作，写了《抱朴子》，力图把道教引到追求长生不老与冶炼金丹的方向上，由此又形成了与符箓派有别的丹鼎派。唐代道教发展进入鼎盛时期，李氏政权自称为老子的后代，受太上老君的庇护才取得天下，因此极重老子与道教，道教在唐代风行一时。北宋时，王重阳创立全真教，影响极大，在元朝发展至鼎盛。明清时期，道教式微，逐渐没落。

道家文化主要体现在哲学方面，在其他方面，如文学、艺术、医学、养生学等也有涉及。在文学方面，鲁迅在《汉文学史纲要》中言："文辞之美富者，实惟道家。"这点主要表现在庄子的《逍遥游》和《秋水》中，其辞藻华丽，景物描绘如诗如画，透露出天宽地阔的大气之感。在艺术方面，道教文化主要体现在建筑上，道教建筑在表现道教哲学思想和宗教意境上具有鲜明的特征。例如道观的选址。道教的最高理想是今生的长生不老，得道成仙，实现理想的方式是修炼气息，以达精、气、神三宝合一，从而修出内丹以成仙，而这需要恬淡自然的环境，因而道观的选址就倾向人烟稀少的崇山峻岭，以利于在大自然中修身养道。道家将精、气、神作为哲学范畴，并与人体内部的生命物质元素相联系，奠定了中医学的理论基础。如《黄帝内经》中的"呼吸精气，独立守神"；"积精全神"；"气和而生，津液相成神乃自生"，这些关于"精""气""神"三者之间内在关系的阐述深刻地影响了中医"精、气、神"学说的建立。

二、道家文化的历史地位

道家文化对中国的哲学、政治、道德、人生观等都产生了深远影响。

先秦时期，儒家和法家都不同程度地受到了道家思想的影响。道家思想对哲学的影响还体现在许多哲学范畴的使用上。在政治方面，道家文化的影响十分深远。道家思想被统治者视为必不可少的"帝王南面之术"，并努力修习。在道德方面，道家文化追求伦理道德的内在精神，对后世的伦理思想史影响深刻。例如，老子提出"大道废，有仁义；慧智出，有大伪；六亲不和，有孝慈；国家昏乱，有忠臣"，指出人为地提倡某种道德实际上是这种道德已经沦丧的表现。调整人与人之间伦理关系的关键，不在于形式上怎么提倡，而是要从心灵深处、感情深处解决问题。历史上那些志存高远、淡泊名利、胸襟开阔、性情豁达、对生活乐观、在挫折面前谈笑风生的人大多是受道家影响较深的人。

道家文化是中华文化的风骨与精神，也是世界多元文化最具特色的文化形态。医道同源表明了道家乃至道教与中医学在生命的认知上有着同一出发点，因而中医从理论观点到实践技术都深深地打着道家的烙印。在观念上，道家的道法自然、天人合一、虚无恬淡等理念，使中医较早地形成了以自然状态为生命认知的品格；在理论上，道家对精、气、神学说的精辟阐释和对周天、丹田、泥丸、气化等概念的独到见解，不同程度地丰富、发展了中医的生命学说；在实践技能上，道教在长生久视、神仙不老观念支配下提出的"我命在我不在天"的口号，以及为达此目标而产生的各种练养法术为中医养生保健和认识生命真谛提供了方便法门。此外，历代不少道教徒在成仙修炼过程中对生命现象的独特感悟与认知，也为中医认知生命、探索生命奥秘提供了借鉴与依据。道教的炼丹术则直接推动了古代制药学的发展和药物化学的产生。

三、道家文化的基本内容

道家文化的基本内容包括崇尚自然、辩证法思想、清静无为、道法自然等方面。

（一）崇尚自然

道家认为，自然界的规律是至高无上的，强调顺应自然，追求与自然和谐共处的状态。道家文化中的崇尚自然主要体现在以下几个方面。

1. 道法自然

道家的核心理念是"道"，认为"道"是宇宙的本源，是统治宇宙中一切运动的法则，也是人们行为的准则。道家认为，"道"是宇宙万物的本源和最高真理，"道法自然"就是强调世间万事万物都应遵循自然规律。所谓的"自然"不是具体的一个事物，而是宇宙天地万物的存在和运动状态。

2.天人合一

道家倡导天人合一的理念，认为人应该与自然和谐相处，顺应自然规律，而不是去改变或抗拒自然。

3.无为而治

道家主张无为而治，即顺应自然规律，不做过多的人为干预，让事物按照自然的趋势发展。这种思想不仅体现在国家治理上，也体现在日常生活和社会活动中。道家认为，过多的干预会打破自然平衡，导致混乱和不必要的麻烦。

4.返璞归真

道家提倡返璞归真，即回归自然，去除人为的繁琐和复杂，恢复事物的本来面目。这种思想鼓励人们追求内心的平静和安宁，摆脱外在的纷扰和束缚，实现真正的自由和解放。

（二）辩证法思想

道家思想中包含着丰富的辩证法思想，如"道"与"名"的关系、"有"与"无"的相互转化等。道家的辩证法是一种哲学思考方式，主要体现在对事物本质的理解和认识。道家辩证法的核心在于认识到事物之间是相互关联、相互作用、相互影响的，并提倡通过对关系进行分析而解决问题。道家辩证法具有如下特点。

1. 阴阳辩证

道家认为，世间万物都是由阴阳两种基本物质组成的，阴和阳既对立又统一，又相互转化，共同推动事物的发展变化。

2. 虚静空灵

道家注重内心的虚静和空灵，主张通过超越欲望和杂念，达到内心的平静。这种思想与辩证法中消解对立、达到内在和谐的观念相似。

总的来说，道家的辩证法是一种处理事物关系的方法，为我们提供了独特的视角和思维方式。

（三）清静无为

清静无为是道家哲学中的一个重要概念，主张心灵的净化，摒弃过度的欲望和行为，倡导无为而治。

清静是指心性纯正恬静，保持内心的平和与宁静，不受外界干扰，达到心灵的自由与解脱。无为并不是指不做任何事情，而是指顺应自然规律，不强求，不过度干预。

这两个概念结合在一起，形成了道家特有的无神论思想和生活方式。在这种思想指导下，人们应当顺应自然，保持内心的平静，避免不必要的纷扰和冲突，从而达到和谐的生活状态。

此外，道家反对迷信和神仙崇拜，东汉王充的《论衡》对当时流行的神仙崇拜进行了批判。

四、道家文化在中医心理养生中的应用

道家强调身心同调。老子曰："合抱之木，生于毫末；九层之台，起于累土，千里之行，始于足下。"老子的这一至理名言，指出了量变引起质变的哲理，启示人们必须谋事于细微，防患于未然，这与《内经》提出的"治未病"思想极为契合。

道家基于形神合一的观点，注重形神兼养。关于养心神，《道德经·第十六章》云："至虚极，守静笃，万物并作，吾以观复。夫物芸芸，各复归其根。归根曰静，静曰复命。"在道家思想中，要想全面认识道、认识宇宙万物运动的总规律，就要使自己进入一种虚静状态。这一状态强调要避免外物的干扰诱惑，避免产生过多的欲望。《清静经》曰："常能遣其欲，而心自静；澄其心，而神自清；

自然六欲不生，三毒消灭。所以不能者，为心未澄，欲未遣也；能遣之者：内观其心，心无其心；外观其形，形无其形；远观其物，物无其物。"强调只有"遣欲澄心"才能减少因欲望过度而导致疾病发生的概率。因而"虚静"是维护人身心健康的先决条件。

关于养身，道家特有导引、行气之术。"导引"一词最早见于《庄子·刻意篇》："吹呴呼吸，吐故纳新，熊经鸟伸，为寿而已矣。此导引之士，养形之人，彭祖寿考者之所好也。"如熊攀树，类鸟飞空。导引之术模仿鸟兽活动的形态，编制出一整套导引程式。在"治未病"领域，导引治疗疲劳综合征，以及因劳累引起的筋类疾病尤为有效。人们通过导引之术可放松形体，控制姿势和动作，刚柔并济，松弛有度，使气血运行通畅。导引常与行气并称。行气是吐纳、调息等的总称，以锻炼呼吸为主。导引、行气以道家气一元论的生命本原理论为基础，在导引的过程中，伴随呼吸频率的调整，将行气与肢体运动结合，从而更好地调和气血，平衡阴阳。

道家在治疗的同时强调形神一体观。广义的形是指一切物质实体，神指一切生命运动变化的规律；狭义的形是指人的形体，神指人的意识精神活动。老子"载营魄而抱一"的观点充分体现了精神与身体合一的思想。《庄子·知北游篇》曰:"夫昭昭生于冥冥,有伦生于无形,精神生于道,形体生于精,而万物以形相生。"有形生于无形,精神生于道,万物以各种形态相生。在庄子眼中,形神合一是人体结构和生命本质合一的最好状态。葛洪《抱朴子·至理》云:"夫有因无而生焉,形须神而立焉。有者,无之宫也;形者,神之宅也。"道家的形神一体观在《内经》中被表述为"形与神俱"。基于形神一体的思想,道家主张"安心以养身",以达"形神相守"的目标。而养形与养神兼顾的同时又以养神为先,所谓"失神者死,得神者生"。

望神是中医望诊中很重要的一个环节。得神、失神、少神、假神等状态亦可判断疾病的预后。从病机看,情志失常可影响到气机、脏腑和精血。如"怒伤肝""喜伤心""思伤脾""忧伤肺""恐伤肾",精炼概括了情志对五脏的影响。同时,人的身体状态也决定着人的精神状态。《灵枢·营卫生会篇》曰:"壮者之气血盛,其肌肉滑,气道通,营卫之行,不失其常,故昼精而夜瞑。老者之气血衰,其肌肉枯,气道涩,五脏之气相搏,其营气衰少,而卫气内伐,故昼不精,夜不瞑。"因此脏腑病变也可影响情志，如心胆虚怯可致惊惕不安，心脾两虚可致悲伤欲哭，因而临床诊治疾病强调形神一体。

在中医心理养生方面，道家文化的独特视角和方法也展现出其独特的实用性。道家文化强调"道法自然"，倡导顺应自然的规律生活。这一理念可以帮助人们调整生活态度，更好地适应环境，有效应对生活压力。对于心理养生，它可引导患者尊重自然的变化，降低因对抗生活变故而产生的负面情绪。"无为而治"鼓励人们以平和的心态面对生活中的挫折和困难，以更积极、平静的心态去应对和解决问题。道家文化提倡的"知行合一"是鼓励人们通过行动去体验和实践，从而促进自我成长和心理健康，进一步巩固养生效果。道家文化中的"清静无为"可以帮助患者培养内心的宁静，提升精神修养和心理素质，更好地应对生活中的压力和挑战。道家文化强调"和谐共处"，鼓励人们在人际关系中寻求平衡和协调，以减少冲突和矛盾。在心理养生中，它可以帮助患者改善人际关系，提高社交技能，从而提高生活质量。道家向来重视"清心寡欲""以静养心"。老子认为，坚守内在的清净空灵状态是修养之道，提倡"致虚极，守静笃"；《庄子·外物》中也说"静默可以补病"，认为坚持内心清净空灵的修养之道可以补养疾病带来的损失，可以使人保持身心健康与平和。由此可以看出道家对"持静"推崇备至，认为"持静"是合理的修养方式。

道家思想文化中的很多观点对心理健康的维护都具有启发意义。道家文化中蕴含的丰富的心理健康思想资源吸引着国内外的一些专家、学者对其关注与探索。有学者指出，道家文化思想中的寡欲、贵真、守真、宽容于物、致虚守静、顺应自然等观点包含着许多心理健康思想，不仅对心理健康的维护有着启发作用，还有助于个体保持内心平和、保持真我状态，拥有一颗宽广的心，对于心理健康教育也有其重要意义。

道家倡导的不为物役、宠辱不惊、抱朴守真、宽容谦下、以德报怨、物任其性等一些具有人文关怀色彩的观点，具有心理调节和疏导的意义。道家文化中的心理健康思想包含许多有关情感、人际交往的内容，道家在处事方面则有不一样的启示，是一种和谐的人与自然发展路径。如果可以有效汲取其内核，加以科学的诠释，对当代人的人格塑造无疑是一种积极的启示。

道家文化已被用于各种心理问题，如焦虑、抑郁、神经症等的治疗，并取得了良好的效果。例如，道家的认知疗法已被证实可以改善大学生的心理健康状况，改变神经质人格倾向，并且有稳定的远期效果。道家的认知疗法还被用于抑郁症患者，与单纯药物治疗相比，抗抑郁剂联合道家的认知疗法可以显著改善抑郁症患者的心理行为症状及焦虑抑郁症状，更有利于患者康复。道家文化在心理养生中的实用性不仅体现在其独特的哲学视角，还表现在对心理健康的改善效果。通过融合道家文化的理念和方法，心理养生可以更加丰富和多元，为患者提供更为有效的帮助。

第四节　佛家文化与中医心理养生

佛家文化与心理养生紧密相连，它通过修行与实践，引导人们走向心灵的觉醒与自由。在快节奏的现代生活中，我们不妨借鉴佛家的智慧，让心灵得到真正的滋养与疗愈，实现身心健康。

一、佛家文化的历史背景

佛教，作为一种古老的宗教和哲学体系，自公元前6世纪由乔达摩·悉达多（释迦牟尼）在古印度创立以来，已经历了数千年的历史演变。它不仅在亚洲多个国家和地区扎根，还对全球文化、艺术、哲学和道德伦理产生了深远的影响。

乔达摩·悉达多出生在尼泊尔南部的蓝毗尼，是释迦族的王子。他在经历了对生命苦难的深刻体验后，放弃了世俗生活，开始了长达6年的苦行。在这个过程中，他深入探索人类存在的根本问题，并最终在菩提树下实现了觉悟，成为"佛陀"。他的教导围绕四圣谛（苦、集、灭、道）和八正道展开，旨在帮助人们认识生命的苦难本质，以及如何通过修行和实践来超越苦难，达到涅槃的境界。佛教的早期传播主要依靠口耳相传，后来逐渐形成了文字记录，如巴利语的三藏经典。

佛教虽然有着众多流派，但佛法归一，主旨思想与核心精神却是亘古不变的。由于根性的高低不一，生存环境及生存时代不同，从而产生了不同的流派。佛经上说的"佛以一音演说法，众生随类各得解"的意思便是如此。佛祖涅槃四五百年后，在印度境内，小乘佛教便产生了二十部派之众，由于支零破碎，小乘佛教失去了统一教众的力量，由此大乘佛教应运而生。后期传入中国的佛教以大乘佛教为主导。由于经文翻译日盛，以及各佛家对佛教文化的理解不同，便产生了不同的宗派，著名的有五教十宗的华严宗和五时八教的天台宗。在印度，小乘佛教有上座、大众二十部派的不同，大乘佛教有瑜伽空、中观、二宗之别，在中国有天台宗、三论宗、法相宗、律宗、华严宗、净土宗等十三宗。

佛学是一种以解脱为主旨的宗教哲学，它引导人们觉悟，祛除贪念，达到心灵的净化和解脱，强调思想与心性的和谐，达到众生平等。佛教的核心思想为心性和谐，并融合了中印佛教的思想特征，主要包括社会和谐、人与自然和谐、人身和谐三个层面。而东方的和谐思想主要倾向万物存在的和谐本然状态。中国在印度佛学的基础上与儒家、道家进行融合，从心性出发，关注人与自然的和谐关系。佛教众生平等的思想，从根本上讲有利于国与国、民族与民族之间平等共处，唯有人我共尊，平等相待，才能实现和平共处。

二、佛家文化的历史地位

佛教从印度出发，逐渐向外传播，先是传入斯里兰卡，随后是中亚、东亚和东南亚等地。在这个过程中，佛教与当地文化进行交融，形成了不同的流派。例如，大乘佛教在中国、日本和韩国等地得到了广泛传播，小乘佛教则在斯里兰卡、泰国、缅甸等地保持了较为原始的形态。

佛教在传入中国的两千多年时间里，对中国文化产生了很大影响，宋明理学就在很多方面受到了禅宗、华严宗等佛教思想的影响。两汉之际佛教传入中国，与中国的本土文化儒道进行了数百年的排斥与融汇，直至唐宋时期，佛教文化才开始与民族文化相融合，形成了三教鼎立的局面。其中禅宗对中国文化的影响最为深远。中唐以后形成了百家归禅的情况，佛教文化成为主流。佛家文化深深地融入人们的日常生活和社会之中，成为当时人们的精神支柱。

佛教思想，特别是禅宗，对中国文化的影响极大，也影响了日本及周边国家。在政治上，佛教高僧注重教化不干政的理念被历代帝王所推崇。经过长时间的融合，佛教与中国本土的儒教、道教和法家形成了文化思想的巨流——儒、释、道、法。佛教文化对中国知识分子的影响很深，很多古诗词都充满着禅意的韵味。

佛教与道教和儒家思想相互融合，形成了汉传佛教。汉传佛教强调慈悲、智慧和实践，对中国文化产生了深远的影响。在日本，佛教与当地神道信仰相结合，形成了日本佛教的特有形式。

佛教文化对现代社会也产生了深远影响，尽管佛教起源于古印度，但它的影响远远超出了其发源地。在现代社会，佛教文化为人们提供了一种心灵的寄托和精神的支撑，帮助人们应对生活中的压力和挑战。佛教的教义，如因果报应、中道和慈悲，为现代人提供了一种道德和伦理的指导。此外，佛教文化在艺术和文学领域也有着显著的贡献。佛教故事和象征经常出现在绘画、雕塑和建筑中，为世界文化遗产作出了重要贡献。例如，敦煌莫高窟的壁画和佛像，以及印度的阿旃陀石窟都是佛教艺术的杰出代表。

佛教在环保和社会问题上的立场也引起了现代社会的关注。佛教强调人与自然和谐相处，提倡节约资源和保护环境。在全球化和工业化带来的环境问题日益严重的今天，佛教的这些理念为解决现代社会面临的环境挑战提供了新的视角。佛教在心理健康领域的应用也越来越受到重视。冥想和正念练习作为佛教修行的一部分，被现代心理学研究证实对减轻压力、改善情绪和提高注意力有积极作用。佛教的这些实践在心理养生和个人成长方面都发挥着重要作用。

佛教文化中也包含着心理健康的思想和很多维护心理健康的保健观。葛兆光用7年时间写成的《中国思想史》一书就有相关的表述。他认为，佛家的正途就体现在"心灵"二字上，强调对心灵的维护。他指出，自8世纪中叶以后，人们越来越倾向于相信："以戒律严格护持自己的身心不受污染，然后以禅定去体验自己的心灵本原，或者以禅定体验自己原本清静的心灵境界，然后用戒律小心呵护这种境界不至于失坠，这种针对心灵的实践性宗教信仰才是佛教的正途。"这里所说的心灵维护，其实就是对心理健康的维护。

佛家文化作为中国传统文化的重要组成部分，蕴含着深广的智慧和博大的精神。佛家以追求自我精神解脱为核心，追求宁静、恬淡、含蓄的审美情趣，强调适意人生。佛家提倡对外界事物进行观照体验，并在观照体验中达到物我同一，目的是使人的内心世界与外在物象融为一体，达到一种豁达旷远、和谐一致的境界。随着社会经济的快速发展，人们的工作、生活及学习节奏不断加快，这一思想对当今社会缓解人与人、人与自然、人与社会的紧张关系具有积极的作用。

佛家文化在中国本土化的过程中对中医文化也产生

了很大影响，主要表现在以下几个方面：一是佛教的"顿悟成佛""心即是佛"等观念，使得医家对生命现象有了更为深刻的认识；二是佛教戒杀生的理念对中医珍视生命、重视生物、注重保护生态多样性有着积极影响，如孙思邈指出"杀生求生，去生更远"，认为"损彼益己，物情同患"；三是佛教的素食主张对中医的食养、食疗思想的形成有不同程度的影响；四是佛教修持的"禅定""止观"功夫为中医养生提供了方外法门。《佛说五王经》说："人有四大和合而成其身。何谓四大？地大、水大、火大、风大。""四大"即地、水、火、风。"四大"又称"四界""四大种"，佛家认为这4种物质是构成世界的基本元素，一切物质都由"四大"所生。《佛医经》云："人身中本有四病：一者地，二者水，三者火，四者风。风增气起，火增热起，水增寒起，土增力盛。本从是四病，起四百四病。"这也说明"四大"不仅是4种构成人体的基本要素，也是4种致病因素。

随着佛教思想在我国的广泛传播，中医学也或多或少地受到影响。最早援佛从医的陶弘景，在增补《肘后备急方·序》中云："人用四大成身，一大辄有一百一病。"王焘在《外台秘要》中说："身者，四大所成也。地水火风，阴阳气候，以成人身八尺之体，骨肉肌肤，块然而处，是地大也；血泪膏涕，津润之处，是水大也；生气温暖，是火大也；举动行来，屈伸挽仰，喘息视瞬，是风大也。四种假合，以成人身。"由此可见，四大学说对中医理论的形成产生过影响。

总的来说，佛教文化的历史演变是一部跨越时空的史诗。它不仅塑造了亚洲多个国家和地区的文化景观，还在全球范围内产生了广泛的影响。在现代社会，佛教文化继续为人们提供精神支持，推动道德和伦理的发展，同时在艺术、文学、环保和心理健康等领域发挥着积极作用。

三、佛家文化的基本内容

佛家文化中的心理养生强调通过修行来达到身心的和谐与健康。佛教认为，心理状态直接影响身体健康，因此通过调整心态和情绪，可以预防和解除身心疾病。

佛教的禅修或坐禅，作为一种核心的修行方法，被广泛应用于心理养生中。禅修旨在帮助个体达到内心的平静，通过专注于呼吸或特定的咒语，逐渐减少杂念和烦恼，使心境达到一种深沉而宁静的状态。这种状态有助于缓解压力、焦虑和抑郁等负面情绪，提升个体的心理韧性和应对能力。

佛家文化中的心理养生强调预防为主，通过调整心态和情绪来维护身心健康。随着现代社会压力的增大，越来越多的人开始关注心理健康，佛家文化中的心理养生理念和方法将得到更广泛的传播和应用。

四、佛家文化在中医心理养生中的应用

从根本上说，佛学是关于心理的学问，影响最广的禅宗经典《坛经》反复讲的人的本心、自性、自度、无念、无住、迷误、正见、明心、顿悟就是一套心理学语言。《坛经》还有一套完整的修心方法，《坛经·忏悔品第六》记录了慧能为信徒传"五香"，即一戒香、二定香、三慧香、四解脱香、五解脱知见香，实际上这就是一套有效的调适心理的方法。

佛家认为，人类的烦恼的源头在于"心"，所谓"三界唯心，万法唯识"。佛家理论从心的角度研究宇宙万物及芸芸众生，并对人的行为进行了根本性探讨，构建了一套成熟的心理学思想体系。佛家的基本理论是围绕人的心理问题及如何解决心理困惑而展开的。例如佛家认为，人生痛苦的原因在于无止境的欲望，由于迷茫、贪求和执念

而生出种种痛苦。人生的意义在于克服狂放之态，正确处理人与环境的关系，通过勤修苦练、辛勤劳作获得心态的平静和行为的自适。

佛家注重精神境界的净化与提升，认为人的欲望虽是痛苦的来源，但通过"看破、放下、自在"，就能放下"执念"，生活就会更加自在。佛家认为，人要想解除痛苦，就必须从狭隘的偏见中超脱出来，不为无明所系，要提升精神境界，获得超脱，即"明心见性"。所谓"明心见性"，就是摒弃世俗一切杂念，彻悟因杂念而迷失了的本性（即佛性）。

佛家强调对自我本心及本性的认知和体验，认为实现自我超越，才能成佛。佛家文化中的"放下"、去除执念和超越自我对现代人的心理健康仍有很多现实意义，有关心理调节、心态调整的方法对现代人的心理健康也具有借鉴意义。佛家追求的宁静、恬淡、含蓄的内心状态，使物我同一，使内心世界与外在世界融为一体，从而达到旷远豁达的境界，对于现代社会缓解人与人之间的紧张关系具有积极的作用。

佛家强调精神净化，提醒人们时刻反省内求，复归至善。佛家认为，人的心理问题主要来自"生而为苦"，人生的7种苦包括生、老、病、死、怨憎会、爱别离、求不得，并指出，"苦"有"苦苦、坏苦、行苦"三种，分别指生理上的苦、肉体上的苦和精神上的苦。要摆脱这些苦，就要提高认识，从行为或心理上摆脱世俗的欲望，通过"正念"的方式，保持"八正道"（正见、正思维、正语、正业、正命、正精进、正念、正定），最终达到超脱。

佛家文化在心理养生中的应用主要体现在对个体心理状态的调节和改善方面。

（一）佛教养生的具体方法

1. 正念疗法

正念疗法源自佛教的正念修炼，强调个体对当前时刻的全面觉察，包括对自己的思维、情感和身体感受的观察。这种疗法帮助个体认识自己的思维模式，特别是那些导致痛苦和不适的固化思维，从而学会以非评判性的态度，减少对它们的反应和执着。通过正念练习，个体可以培养出一种心理上的灵活性，更好地应对压力和情绪问题。

2. 认知行为疗法

认知行为疗法并非直接源于佛教，但它与佛教的某些理念有相似之处。认知行为疗法通过帮助个体识别和挑战不合理的思维模式，以及改变消极的行为习惯来改善心理健康。该疗法鼓励个体以一种更加理性和客观的方式看待自己的思维和情绪，这与佛教对"无常"和"无我"的理解相呼应。

3. 禅修与冥想

禅修和冥想是佛教实践中的核心部分，其通过引导个体进入一种深度的放松和集中状态，而减轻焦虑、抑郁和其他心理压力。研究表明，定期的禅修和冥想练习可以改善注意力，提高情绪调节能力和自我意识，而这些都是心理养生的重要目标。

4. 慈悲与同理心培养

佛教强调慈悲和同理心的培养，认为这些品质是实现内心平静和解脱的关键。在心理养生中，培养慈悲和同理心可以帮助个体建立更健康的人际关系，减少冲突，同时提高自身的心理韧性。通过学习如何以一种更加开放和宽容的态度对待自己和他人，个体可以更好地处理人际关系问题和情绪困扰。

5. 生活方式调整

佛教倡导一种简单、自然的生活方式，强调适度、自律和内心的平静。心理养生则鼓励个体采取健康的生活方式，如规律作息、均衡饮食和适量运动，以改善心理状态。佛教中的"中道"原则，即避免极端和过度，也可以作为个体在面对生活压力时的一种指导原则。

6. 生死观与心理调适

佛教对生死有着独特的看法，认为生死是一个循环往复的过程，而个体的痛苦源于对这一过程的无知。心理养生可以帮助个体理解并接受生命的有限性，将死亡看作生命过程的一部分，从而正确应对失去亲人的悲伤。通过培养正确的生死观，个体可以学会珍惜当下，减少对未来的担忧，从而提高心理适应能力。

7. 自我探索与成长

佛教鼓励个体进行自我探索，了解自己的内心世界，并通过修行实现自我成长。心理养生则强调个体进行自我反思，发现自己的内在需求、价值观和生活目标，从而帮助个体建立更健康的自我认同，并促进个人成长和发展。自我探索的过程有助于个体更好地理解自己的心理状态，发现潜在的问题，并寻找解决问题的方法。

8. 社会支持与团体养生

佛教强调社群的重要性，认为个体在社群中可以获得支持和成长。心理养生则主张利用团体养生的形式，让个体在团体中分享经验、互相支持和学习，帮助他们建立社会联系，减少孤独感，并从中获得启发和成长。团体养生可为个体提供安全的环境，使其在小组中探讨自己的问题，并从其他成员的反馈中获得新的视角和见解。

（二）心理养生师的自我修养

在当今多元化的社会中，心理养生师肩负着重要的使命。他们致力于帮助人们改善心理健康，实现内心的宁静与和谐。而在探索心理养生的道路上，佛家文化为心理养生师提供了丰富的智慧和启示。

对心理养生师来说，了解和实践佛家文化，无疑是一条自我修养的重要途径。佛家文化源远流长，历经千年而不衰。古有云："佛者，觉也。"佛家强调通过觉悟来实现心灵的解脱。它能够帮助心理养生师更好地理解人类心理的复杂性，从而不断提高自己的专业技能和养生效果。佛教智慧博大精深，其中蕴含的同理心、耐心和洞察力，对于心理养生师与患者建立良好关系至关重要。

同理心，即"己所不欲，勿施于人"。心理养生师要设身处地地为患者着想，理解他们的痛苦和困惑，给予他们关爱和支持。面对患者的问题，要做到不急躁、不放弃，持续给予引导。要能敏锐察觉患者内心深处的需求，为患者提供有效的养生服务。

在多元文化的背景下，心理养生师需了解不同文化背景的个体的心理特点和需求。在面对不同文化背景的患者时，心理养生师应秉持包容和理解的态度，尊重其独特性。在提供养生服务时，可适当融入相关的文化元素，如佛家的禅修、冥想等，帮助患者缓解压力，调节不良情绪，使患者在文化的滋养中找到内心的平静。

佛家文化能促进心理养生师的专业发展。通过学习佛家智慧，心理养生师可以拓宽自己的视野，丰富自己的知识体系，提高自己的综合素质。此外，对佛家文化的理解还能增强心理养生师对文化多样性的认识，更好地为具有不同文化背景的个体提供服务。

总之，佛家文化在心理养生中的应用是多方面的，它不仅可以帮助个体改善心理健康，还可以促进心理养生师的专业发展和对文化多样性的理解，从而为个体提供更加全面的支持，帮助他们实现内心的平静。

第五节　法家文化与中医心理养生

法家文化虽以国家治理为基石，但其蕴含的秩序观、自律精神与责任感，为现代人的心理养生提供了宝贵的思想资源。借鉴法家智慧，我们可以在复杂多变的社会环境中保持内心的平和与坚定，实现身心和谐。

一、法家文化的历史背景

法家，诸子百家之一，是中国历史上提倡以法治为核心思想的学派。法家以富国强兵为己任，《汉书·艺文志》列其为"九流"之一。法家不是纯粹的理论家，而是积极入世的行动派，它的思想也着眼于法律的实际效用。

法家思想包括伦理思想、社会发展思想、政治思想及法治思想等诸多方面。法家伦理思想是指建立在人性观基础上的诚信观和义利观。在先秦诸子百家中，法家是最具现实精神的，法家提出的方案特别具有针对性，也特别受到诸侯们的欢迎。

法家成熟很晚，但成型很早，最早可追溯到夏商时期的理官，成熟在战国时期。春秋战国称之为刑名之学，后经管仲、李悝、商鞅、申不害等人的发展，遂成为一个学派。战国末期，韩非对他们的学说加以总结、综合，成为集法家之大成者。法家强调"不别亲疏，不殊贵贱，一断于法"。法家提出的以法治国的主张，体现了对法制的高度重视，并将其视为有利于社会统治的工具，成为中央集权者稳定社会动荡的主要统治手段。法家思想对一个国家的政治、文化、道德方面的约束很强，对现代法制的影响深远。法家文化主要包括政治、经济、文化和法律几个方面。

（一）政治

周平王东迁后，周王室的实力逐渐衰落，对各诸侯国的控制力大大减弱。各诸侯国逐渐摆脱周王室的束缚后开始争夺霸权，政治秩序陷入混乱，出现了"礼崩乐坏"的局面。在这种情况下，各国需要新的治国理念和方法来维护国家的稳定和发展，这为法家思想的产生提供了土壤。同时，春秋时期各国为了争夺土地、人口和资源不断进行战争。一些国君认识到，要想在争霸战中取得胜利，就必须增强实力。因此，他们积极寻求富国强兵的策略，而法家所倡导的加强君主权力、推行法治、奖励耕战等主张正好符合诸侯们的需求。随着生产力的发展，井田制逐渐被封建土地私有制取代，新兴地主阶级应运而生。他们虽然在经济上拥有大量的土地和财富，但在政治上却受到旧贵族的压制。新兴地主阶级迫切需要一种能够打破旧贵族统治、维护自己利益的思想理论，而法家主张的废除旧的世卿世禄制度，建立以才能和功劳为标准的选拔制度为新兴地主阶级参与政治提供了理论支持。

（二）经济

春秋时期，农业生产技术不断进步，铁制农具的广泛使用和牛耕的推广提高了农业生产效率，使更多的土地得到开垦，农产品产量大幅提高。此时，手工业和商业也得到了一定发展，城市逐渐兴起，经济的繁荣为文化的发展提供了物质基础。封建土地私有制的形成，使得土地可以自由买卖和转让，人们的经济关系发生了深刻变化。在这种情况下，传统的以血缘关系为基础的宗法制度逐渐瓦解，社会阶层的流动性增强。法家思想强调的以法律来规范人们的行为和经济关系，适应了当时社会经济发展的需要。

（三）文化

春秋战国时期是中国思想文化史上的一个重要时期，这一时期学术思想自由，各种学派纷纷涌现，形成了"百家争鸣"的局面。思想家们对社会现实进行了深入思考和探讨，提出了各自的治国理念和主张。法家思想在与其他学派的交流和竞争中不断发展和完善。同时，私学的兴起打破了贵族对教育的垄断，使更多的人有机会接受教育。知识分子阶层的壮大为法家思想的传播和发展提供了人才支持。同时，各国统治者为了增强自己的实力，纷纷招揽人才，为法家人物参与政治实践提供了机会。

（四）法律

春秋末期，郑国、晋国相继"铸刑书（鼎）"，将法律条文铸在鼎上，公布于众，这标志着成文法的诞生。成文法的出现，打破了传统的"刑不可知，威不可测"的秘密法状态，使法律成为公开的、明确的规范，为法家思想的发展提供了实践基础。同时，战国时期各国纷纷进行变法改革，如魏国的李悝变法、楚国的吴起变法、秦国的商鞅变法等。这些变法运动都是以法家思想为指导，通过制定法律、改革政治制度、发展经济等措施，使国家的实力得到了增强。变法运动的成功实践，进一步推动了法家思想的传播和发展。

法家文化在这样的历史背景下应运而生，它所强调的以法治国、中央集权、富国强兵等理念，对中国的发展产生了深远影响，为秦国统一六国奠定了基础。法家文化的一些思想和方法对后世的政治、法律等均产生了一定影响。

二、法家文化的历史地位

法家文化在中国历史上具有重要的地位。从政治角度看，它是统治阶层治理国家的重要依据，为社会秩序的建立和维护提供了有力的支撑。在社会变革方面，法家文化起到了推动作用，助力新兴阶级的崛起和社会制度的演进。对于国家实力的增强，法家倡导的中央集权、富国强兵等理念，为国家的统一和发展奠定了基础。法家文化还与其他思想流派相互融合，丰富了中国传统文化的内涵。

法家产生于"礼崩乐坏"的战国乱世，继承了以往的治国理政思想和方法，针对当时混乱无序的社会现实，提出了强化君权、厉行法治、富国强兵的策略。法家学术既包括理论阐释，即法律一般理论，更包括治国、变法、立法、司法等社会重大实践活动。在法制建设上，它对中国古代法律制度的发展产生了深远影响，为后世的法律体系建设提供了宝贵经验。

1.法家清除了"世卿世禄"的血缘贵族政体，缔造了"尊君尚法"的地缘集权君主政体

商鞅变法以确立集权君主政体为主线，秦制成为中国古代集权君主政体之滥觞，并被历代所延续。

2.法家否定"议事以制"的"先例法"法体，确立了"事断于法"的"制定法"法体

"制定法"比较符合中国实际。西周春秋时期实行的是"先例法"。司法的特征是"议事以制"（《左传·昭公六年》），优秀法官的标准是"直"和"博"，"直能端辨之，博能上下比之"（《国语·晋语八》）。法律文书的编纂方式是"以刑统例"，即在5种刑罚后面分别列出曾经判处该刑罚的一系列先例。

法家主张"制定法"，基本精神是"事断于法"。首先，"制定法"是国家制定的行为规范，不是以往的"先例法"，也不是以往被视为"礼"的风俗习惯。《韩非子·难三》说："法者，编著之图籍，设之于官府，而布之于百姓也。"其次，"制定法"是以文字描述的客观的行为规范，不以个人的意识为转移。如《管子·七法》所说："尺寸也，绳墨也，规矩也，衡石也，斗斛也，角量也，谓之法。"最后，"制定法"是公开的

行为规范。商鞅反对以往百姓不易读懂的"先例法"，《商君书·定分》说："圣人为法，必使之明白易知，名正，愚知遍能知之。"这实际上是杜绝贵族临事处断的习惯，使国家法律成为判别人们行为是非功过的唯一准则。

3. 法家主张继承周礼之宗旨，维护小家庭秩序，完善父权、夫权并行的男系家体

法家维护小家庭的产生，对自然人的个体意识发展具有直接的促进作用。法家的很多变革和赏赐刑罚等措施都是以小家庭为对象的，目的是使国家与个人建立权利义务关系。法家十分重视个人的法律责任，其法治不仅在于涤荡宗法血缘的古老社会，构建超血缘的以地缘为基础、以地域划分国民的新型国家，而且客观上促进了个体的这种观念意识的萌发。因此，法家的法治是战国时期最新的思想萌芽，与春秋孔子的"仁"一样都具有告别旧世界、建设新社会的文化价值。

法家的法治在一定程度上承认个体的社会意义，主张在个体之间、个体与国家之间建立尽可能简洁明确的权利和义务关系，儒家的"仁"则是指导个体在社会生存的哲学价值观。法家文化也存在一定的局限，过于强调法律的作用，而忽视了道德、伦理等方面的因素。但尽管如此，法家文化的积极意义仍然不可忽视，它在中国历史上的重要地位，不仅体现在当时的政治和社会层面，也对后世的治理理念和法制建设产生了深远影响。在当今社会，法家文化的理念和方法仍具有一定的借鉴价值，为人们提供了思考和解决问题的不同视角。

三、法家文化的基本内容

法家文化的基本内容包括以下几个方面。

（一）依法治国

依法治国强调法律至上，将法律视为最高准则，超越其他社会规范和个人权威。

1. 普遍性

法律适用于所有人，不分身份、地位或关系。

2. 明确性

法律条文明确、具体，不可模糊和存在歧义。

3. 公正性

法律公平、公正地对待每个人，不偏不倚。

4. 严格执行

强调严格执行法律，对违法行为进行严厉惩罚。

5. 维护社会秩序

明确行为准则，减少混乱和冲突。

6. 保障公平正义

为所有人提供平等的保护和待遇。

7. 防止权力滥用

限制官员的权力，防止腐败和专断。

8. 促进经济发展

提供稳定的法律环境，鼓励商业和经济活动。

9. 增强国家实力

统一法律规范，提高国家的治理效能。

法家思想对现代的意义在于：在依法治国的同时，要注意特殊情况或个人差异，要重视道德因素，不能忽略道德和伦理的作用。在现代社会，依法治国需要综合考虑法家的理念和其他因素，以实现公平、正义、灵活和有效治理。

（二）强调集权

法家强调中央集权，主张将权力集中在中央政府手中，以便更好地统筹国家事务，实现统一的领导和决策。

1. 高度集权

减少权力分散，使国家能够更加高效地运作，迅速做出决策并执行。

2. 统一政令

确保国家的各项政策和命令能够得到贯彻执行，避免混乱和冲突。

3. 提高行政效率

减少中间环节，更快地解决问题。

4. 维护国家稳定

通过集中权力，有效抵御外部威胁和内部动荡，确保国家的安全和稳定。

5. 实行统一规划

其目的是使国家在经济、军事、文化等方面整体进行资源调配。

中央集权也存在一些潜在的问题，如权力过于集中在少数人手中，导致权力滥用，地方的积极性和创造性会受到一定限制。法家文化强调的集权在特定历史时期具有一定的合理性，但也需要根据具体情况进行调整和改进。

（三）功利主义

功利主义重视实际功效，强调行为和政策的实际效果，而不仅仅关注抽象的道德原则。

1. 追求国家富强

功利主义将国家的繁荣昌盛视为最高目标，认为个人利益应服从国家利益。

2. 强调物质利益

功利主义认为，物质利益是人们行为的主要驱动力，可通过满足人们的物质需求进行激励。

3. 重视农战

功利主义把农业和战争视为实现国家功利目标的重要手段。

4. 以功论赏

功利主义主张根据个人的实际贡献和成就进行奖励，而不是基于身份或关系，以激励人们努力工作，追求实际成果。

5. 提高效率

功利主义提出，应合理配置和利用资源，以提高整体效率。

6. 增强国家实力

功利主义提出，应集中力量发展国家，以实现国家的强大和繁荣。

法家文化的功利主义存在一定的局限性，它忽视了道德伦理因素，因过度强调功效，会导致道德和伦理缺失。另外过度追求功利，可引发社会的不公和矛盾，造成人性扭曲，使人们忽视精神追求。

（四）赏罚分明

赏罚分明就是明确标准，让人们清楚何种行为可以得到奖赏，何种行为会受到惩罚。

1. 公平公正

不因个人身份、地位或关系而区别对待，对所有人一视同仁。

2. 言行一致

确保赏罚的实施与既定标准一致，不随意更改或偏离。

3. 及时兑现

在行为发生后尽快给予赏罚，以增强其激励和约束作用。

4. 赏重罚严

奖赏要有足够的吸引力，惩罚要有足够的威慑力。要激励积极行为，激发人们努力工作，抑制不良行为。

5. 导向明确

法家强调，要使人们清楚地知道什么是被鼓励的、什么是被禁止的。

6. 维护社会公平

法家强调，要确保每个人都能在公平的环境中竞争和发展。

法家文化旨在通过赏罚分明，建立一个有序、公平、高效的社会秩序，推动个人和社会的发展。

（五）改革变法

1. 以法为本

强调法律的重要性，将法律作为国家治理的基础。

2. 破旧立新

打破旧的制度和传统，建立新的规则和秩序。

3. 强调功利

以实现国家富强、提高社会效益为目标。

4. 重视效率

追求高效的治理方式。

5. 顺应时势

根据社会发展的需要，及时进行制度和政策的调整。

（六）重视农战

1. 重视农业

强调农业是国家经济的支柱，为全民提供粮食和物资。

2. 稳定社会

确保人们的基本生活需求，维持社会的稳定。

3. 增强国力

通过发展农业，使国家变得强大。

4. 鼓励农耕

提供政策支持，如土地分配、税收优惠等。

5. 强化军事

组织军事训练，提高农民的战斗能力。

法家文化重视农战，是为了更好地控制和管理国家。我们应客观地看待法家文化中的这一理念，吸取其合理成分。

（七）"法""术""势"结合

"法"是制定明确、公开、普遍适用的法律法规，为社会成员提供行为准则，确保法律的平等实施，不因个人身份而异。"术"为统治者控制和操纵臣子的手段，目的是了解臣子的能力与忠诚度，以实现有效统治。"势"是统治者凭借权力和地位来推行法律和政策，利用权力的威严和影响力掌控局势，把握国家的发展方向。"法""术""势"三者相辅相成，共同实现有效统治。它涵盖了规则、手段和地位等多个方面，能够根据不同情况灵活运用，提高统治效能，维护社会稳定。需要注意的是，要防止权力滥用，避免"术"和"势"运用不当导致腐败和不公，要确保"法"的平等性和公正性，防止权力过于集中导致民众利益受损。

法家认为，仁义道德在治理国家和解决问题时不能直接产生实际效果，主张以法律为核心，通过明确的法规和制度来规范人们的行为，而不是依靠个人的道德自觉。法家认为人性本恶，人的行为主要由利益驱动，而非道德约束，主张在政治和管理中摒弃道德因素，以功利和效果为导向。然而，法家文化并非完全否定仁义道德的价值，而是在一定程度上承认道德对于社会秩序的维持有一定作用，将道德作为辅助手段，用于法律的实施。

四、法家文化在中医心理养生中的应用

在心理学领域，法家文化为心理养生提供了独特的理论基础和实践方法。法家主张人性本恶，强调外在规范对个体行为的约束和引导，这一观点与心理学中的行为主义理论不谋而合。

行为主义认为，个体的行为是由外界环境和刺激所决定的。在心理养生中，营造合适的环境，可以有效改变个体的不良行为和心理问题。在心理养生实践中，法家文化的理念得到了广泛应用。例如，在面对青少年犯罪、网络成瘾、品行障碍等问题时，心理养生师可借鉴法家文化，制定严格的规章制度，明确奖惩措施，帮助患者认识自己

的问题，并在规范的约束下逐步改正。此外，法家文化提倡的"以法治国"在心理养生中可转化为"以法治心"，帮助患者建立起良好的心理秩序。

法家文化在心理养生中的应用具有鲜明的优势。法家文化的严格规范和奖惩观念有助于养生师对患者进行有效引导，提高养生效果。法家文化强调的社会责任和道德义务，有助于培养患者的责任感和自律意识。但是如果过于强调规范和约束，就会导致患者心理压力过大，甚至产生逆反心理。因此，在实际应用中，心理养生师需兼顾法家文化的优点，注意适度调整养生策略。

在当代心理养生领域，法家文化的融合与发展呈现出多样化态势。许多心理养生师将法家文化与心理养生相结合，创新性地提出了许多具有中国特色的心理养生方法。例如，结合法家文化与家庭养生，养生师协助家庭建立严格的规范和秩序，以改善家庭成员之间的关系。此外，法家文化在团体养生和企业心理辅导等领域也取得了显著成果。随着我国心理养生事业的蓬勃发展，法家文化在心理养生中的独特优势将得到进一步发挥，法家文化与心理养生的融合将推动心理养生的国际化进程，提升我国在世界心理养生领域的地位和影响力。

第三章

中医心理养生理论与原则

中医心理养生融汇儒、释、道、法之精髓，旨在调和身心，达至内外和谐之境。儒家倡导"仁爱"为本，强调人际关系和谐，认为"己所不欲，勿施于人"，此心理养生之道在于培养宽厚之心，减少人际冲突带来的心理负担，促进心理健康。其中，佛家注重"禅定"与"慈悲"，主张通过冥想修行，净化心灵，超越世俗烦恼，达到心灵的宁静与自由。其心理养生理念在于培养正念，学会放下执念，以平和心态面对生活中的一切。道家追求"道法自然"，强调顺应自然规律，减少人为干预，达到"无为而治"的境界。在心理养生上，道家倡导"清心寡欲"，保持内心的淡泊与宁静，减少外界诱惑对心灵的侵扰，实现身心的自然和谐。法家虽以法治国著称，但其心理养生理念亦有独到之处，强调秩序与规范对心理稳定的重要性。法家心理养生倡导建立合理的心理界限，明确个人与社会的责任与义务，通过自律与他律，维护心理平衡，减少因无序或失范而产生的焦虑与不安。

总之，中医心理养生原则包括顺其自然，遵循身心自然发展规律；适应社会，积极调整心态以适应环境变化；形神共养，既重视身体锻炼也强调心灵修养；动静合一，在动静之间找到最佳平衡点；神情相应，内心情感与外在表现和谐统一；审因制宜，根据个体情况制定个性化的心理养生方案。这些原则共同构成了中医心理养生的丰富内涵，助力人们在现代生活中找到心灵的宁静与力量。

第一节　概述

"养生"中的"养"即调养、保养、补养之意；"生"即生命、生存、生长之意。现代意义的"养生"是指根据人的生命过程规律主动进行物质与精神的身心养护活动。一直以来，养生都是中国传统文化中的一个重要主题。"贵生"（也叫"厚生"）精神作为中华传统文化的基本精神之一，构成了中国人关注身心问题的社会文化背景，生成了浓厚的养生文化和丰富的养生思想。

西方心理学很早就对心理健康展开研究，并派生出许多较成熟的心理治疗流派与技术。例如，最为大众所熟知的精神分析学派及其释梦技术，都能发现中国传统文化的身影。如分析心理学家荣格就曾在其著作中直接讨论道教《太乙金华宗旨》和《慧命经》的思想；人本主义心理学家罗杰斯也曾坦言，其患者中心疗法受到老子无为而治思想的启发。目前国内的心理健康或心理卫生类书籍多承袭西方的学科体系，其内容也多以转述西方的心理治疗技术与成果为主。

中医心理养生源远流长，理论与实践内容都十分丰富，尤其是现存最早的古典医籍《黄帝内经》中已有着许多精辟独到的阐述和不少专论养生的篇章，如《上古天真论》《四气调神大论》等。后世对中医养生有诸多发展，唐代著名医学家孙思邈便是杰出代表。他在《备急千金要方·道林养性》中说："故善摄生者，常少思、少念、少欲、少事、少语、少笑、少愁、少乐、少喜、少怒、少好、少恶。行此十二少者，养性之都契也。"

中医心理养生属中医养生或摄生的范畴。在中国传统文化中，心与身本为一体，"修身""养生"等词语兼具"养心"与"养身"（指纯粹肉体）之意。在中医学中，形与神的调养是不可分离的，并强调精神调摄在维护和增进人体健康中的重要作用，所谓"太上养神，其次养形"，说的就是养生应以养神为要。中医心理养生是以中医的整体观念和形神理论为指导，结合现代心理学的思想，着重研究维护和增进心身健康的原则和方法。《素问·阴阳应象大论》云："阴平阳秘，精神乃治。"《素问·上古天真论》云："故能形与神俱，而尽终其天年，度百岁乃去。""夫上古圣人之教下也，皆谓之虚邪贼风，避之有时，恬惔虚无，真气从之，精神内守，病安从来。是以志闲而少欲，心安而不惧，形劳而不倦，气从以顺，各从其欲，皆得所愿。故美其食，任其服，乐其俗，高下不相慕，其民故曰朴。是以嗜欲不能劳其目、淫邪不能惑其心，愚智贤不肖，不惧于物，故合于道。所以能年皆度百岁而动作不衰者，以其德全不危也。"《灵枢·本神》云："和喜怒而安居处，节阴阳而调刚柔。"这些论述都体现了心身统一的整体观，其内容包括心理活动（认知、情感行为等）的协调统一、心理与环境的协调统一、心理与躯体功能的协调统一，这与现代心理学的心理健康观是一致的。中医强调心理养生，重视心神调摄，这对增强体质、预防疾病、延缓衰老等都具有十分重要的意义。

中医心理养生强调身心保养与调节相结合，包括为饮食养生、生活方式养生、运动养生、行为养生等。西医学治疗心理问题除了常规的医疗手段，常见的手段主要包括以下几种。

1. 领悟治疗法

领悟治疗法指治疗者通过与患者讨论其心理问题，使其认识、领悟到心理问题的根源。该疗法认为，患者的心理障碍，如焦虑、幻想、逃避现实等，都是某种潜在的内心冲突的表现形式，而非内心冲突本身，只有揭露和阐释内心冲突才可消除心理障碍的原因，改变不适症状。

2. 行为治疗法

行为治疗是在行为主义心理学的基础上发展起来的一个心理治疗派别，是当代心理疗法中影响较大的派别之一。行为治疗又称行为疗法，是基于现代行为科学的一种新型心理治疗方法，是通过对个体反复训练，达到矫正不良行为的一类心理治疗。

3. 团体治疗法

团体治疗法也称"小组心理疗法""集体心理疗法"，亦称"团体疗法"，是指将患者组织在一起，以团体的形式进行心理治疗的方法。1905年J.H.普拉特首先采用该疗法帮助结核病患者控制病情，后拉查尔等人亦以类似方法治疗精神病患者。精神分析学家伯罗认为，弗洛伊德的精神分析不甚重视个人与社会的关系，便开始将分析重点置于群体的相互作用，并首创小组分析疗法。第二次世界大战后，该疗法迅速发展，出现了一些较有影响的方法，如美国心理学者E.伯恩的"交互分析疗法"、罗杰斯的"交朋友小组疗法"等。

中医心理治疗提倡内外兼修，在治疗过程中运用传统文化、身心平衡、中医学思想等进行引导和解郁，由医生将中医养生学理论与实践相结合，以达到内调外修、身心平衡的状态。

第二节　中医心理养生理论

中国古人一贯讲究心理养生之道，提倡未病先防，要求人与自然和谐相处，主张以静制燥、顺应自然、无为而治，这丰富了中国传统文化的心理养生思想，其中最重要的是，在考虑影响身心健康的诸因素时，中国先哲多用整体思维，强调天人合一和形神合一，主张兼顾生理、心理、自然和社会四个方面的因素，故而在心理养生之道中蕴含着生理 – 心理 – 自然 – 社会这一整体保健模式。这可以说是中国传统心理养生之道的最大贡献和最大特点。这个模式使人们清楚地认识到，人的身心疾病和身心健康都是生理、心理、自然和社会四方面因素综合作用的结果，所以进行身心保健时，既不能将心与身分开，也不能将自己与自然和社会分开。从这一观点出发，中医心理养生理论认为，人的健康和长寿只能通过协调生理、心理、自然和社会四个方面的因素而获得。中医心理养生融合了儒、释、道、法以及阴阳等诸家思想精髓及《黄帝内经》的深邃智慧，形成了独具特色的养生体系。

一、儒家养生心法——孟子与养心

（一）对"心"的理解

作为"心法"，孟子的基本养生方法就是"养心"。孟子所说的"心"并非生理器官，既非心脏亦非大脑，而是心灵的综合性官能，包括情感、意欲、思维在内（这其实是中西古代共通的观念）。因此，养心的内涵包括情感能力、意志能力和理性能力的养护。

1. 养情

养情即情感能力的养护。孟子所谓的"心"很多时候是指情感。例如，"抑王兴甲兵，危士臣，构怨于诸侯，然后快于心与"？"以德服人者，中心悦而诚服也"。孟子指出，人心具有共同的情感："口之于味也，有同嗜焉；耳之于声也，有同听焉；目之于色也，有同美焉。至于心，独无所同然乎？心之所同然者，何也？谓理也，义也。圣人先得我心之所同然耳，故理义之悦我心，犹刍豢之悦我口。"这里的人心"同然"，是说人心"同悦"，即对美食、美声、美色、美德的相同的情感反应。

　　情感分为消极的负面情感（如怒、哀、恶）和积极的正面情感（如喜、乐、爱），前者不仅不利于社会和谐，而且不利于自我的身心健康。因此，孟子讲养情，强调积极的正面情感。其中，孟子最重视的是"四端"之心，即4种本真的情感，谓："人皆有不忍人之心者，今人乍见孺子将入于井，皆有怵惕恻隐之心……由是观之，无恻隐之心，非人也；无羞恶之心，非人也；无辞让之心，非人也；无是非之心，非人也。恻隐之心，仁之端也；羞恶之心，义之端也；辞让之心，礼之端也；是非之心，智之端也。"其中恻隐之心，亦即爱心。孟子认为这是人之为人的根本，也是养心、养情的根本。这样的本真情感，孟子谓之"赤子之心"："大人者，不失其赤子之心者也。"孔子曰：'操则存，舍则亡；出入无时，莫知其乡。'惟心之谓与？"这就是说，这样的"良心"或"仁义之心"即"人之情"，亦即"人之性"，需要"操存"，使之"得其养"；否则已不是人，而是禽兽，养生何为？

　　2. 养志

　　养志，即意志能力的养护。孟子所谓的"心"，有时指欲望、意欲、意志。例如，"欲贵者，人之同心也"；

"丈夫生而愿为之有室，女子生而愿为之有家，父母之心，人皆有之"；"以若所为，求若所欲，尽心力而为之，后必有灾"；"所欲有甚于生者……所恶有甚于死者……非独贤者有是心也，人皆有之"；等等。肉体的"养身"，孟子称之为"养口体"；与之相对的养心，就是"养志"。孟子说："曾子养曾皙，必有酒肉；将彻，必请所与；问有余，必曰'有'。曾皙死，曾元养曾子，必有酒肉；将彻，不请所与；问有余，曰'亡矣'，将以复进也，此所谓养口体者也。若曾子，则可谓养志也。"这里的"养志"之"志"，尽管指的是曾子父亲的意志，但也涉及曾子本人的意志，即曾子"承顺父母之志"。

"志"指意志、意欲，"养志"就是"养欲"。养心首先是养情，然后是养志、养欲，这是合乎心理规律的，因为人们的意欲、意志来自于情感，对某人有了某种情感，就会产生某种见诸行动的意欲。因此，孟子强调的"立志"，其实也是"养志"。"伯夷，目不视恶色，耳不听恶声。非其君不事，非其民不使。治则进，乱则退。横政之所出，横民之所止，不忍居也。思与乡人处，如以朝衣朝冠坐于涂炭也。当纣之时，居北海之滨，以待天下之清也。故闻伯夷之风者，顽夫廉，懦夫有立志。"伯夷的种种表现，即所谓的"伯夷之风"都是意志的表现，能够感染他人，帮助他人立志、养志。例如阅读仁人志士的传记，即恰如"闻伯夷之风"，就是"养志"的一种具体方法，同时也是"集义"的一种方法。

这样的"养志"又叫"尚志"，即让自己的意志、意欲变得高尚。"王子垫问曰：'士何事？'孟子曰：'尚志。'曰：'何谓尚志？'曰：'仁义而已矣。杀一无罪，非仁也；非其有而取之，非义也。居恶在？仁是也。路恶在？义是也。居仁由义，大人之事备矣。'"这就是说，"尚志"就是养护"仁"的情感、"义"的意志。所以，孟子指出："言非礼义，谓之自暴也；吾身不能居仁由义，谓之自弃也。仁，人之安宅也；义，人之正路也。旷安宅而弗居，舍正路而不由，哀哉！"这里"义"对应意志，"仁"对应情感，意志源于情感，所以，养志不过是"志于仁而已"。

养志就是以"仁""爱"为精神家园，以"义"为正道坦途；否则就是"自暴自弃"。孟子指出，如果自暴自弃，不能养志，那是非常危险的。"苟不志于仁，终身忧辱，以陷于死亡。"这看起来似乎危言耸听，其实很有道理。如果不仁不义，就会主观上良心不安（忧），客观上遭到鄙视（辱），就会导致心理疾病。

3. 养思

养思即思维能力的养护。孟子所谓的"心",有时是指理性思维。在孟子看来,"思"是"心"的基本官能,即"心之官则思;思则得之,不思则不得也"。孟子所说的"思",有两个向度,即对象性的运思和自返性的反思。"养思"就是养护自己的运思能力。这种对象性的运思孟子称之为"操心"。他说:"独孤臣孽子,其操心也危,其虑患也深。"爱的情感与意欲上升到"思"的层面,即为他人"操心""虑患"。唯有为他人"操心""尽心",才可能真正"忘我""无我"。这也是孔子揭示过的一个深刻道理。因此,养生、养心需要避免陷入"无思无虑"的误区。

"养思"就是养护自己的反思能力。孟子特别重视反思能力,他将其称为"反身"(返回自我)。他说:"反身而诚,乐莫大焉。"这种反思乃是最大的快乐,因而能获得并保持良好的心态,故能延年益寿。何以如此?孟子指出:"诚者,天之道也;思诚者,人之道也。"这就是说,这种反思看起来是返回人道的自我本真,但本质上却是回归天道的本真。这样才能"忘我",但并不是忘掉本真的我,而是忘掉那个自怨自艾、怨天尤人的我。因此,"乐莫大焉"乃是"乐天"。

（二）养心与养生的关系

关于养心，孟子最经典的论述是："养心莫善于寡欲。其为人也寡欲，虽有不存焉者，寡矣；其为人也多欲，虽有存焉者，寡矣。"孙奭疏："孟子言此以教时人养心之术也。"这里的"欲"指"利欲"，"存"指生命的存在。但孟子的"养心莫善于寡欲"往往被误解为"存天理，灭人欲"。其实，朱熹虽然说"殉人欲，则求利未得而害已随之"，但又说"循天理，则不求利而自无不利"，并引程子说："君子未尝不欲利，但专以利为心则有害；惟仁义，则不求利而未尝不利也。"这是符合孟子本意的，即"寡欲"并不是"灭欲""禁欲""无欲"，反而是"以理求欲"。

"欲"乃人性的本质，孟子的"寡欲"并非"灭欲"，而是对正当的欲望要加以养护，即"养志"。有些学者将孟子的"寡欲"理解为"清心寡欲"，大谬不然。

人类最基本的两大欲望是食欲和性欲，即"食色，性也"（《孟子·告子上》）。前者赖以维持生命，后者赖以繁衍生命。孟子认为："口之于味也，目之于色也，耳之于声也，鼻之于臭也，四肢之于安佚也，性也。"孟子将人性的欲望称为"天性"："形色，天性也。"关于食欲，孟子说："口之于味，有同嗜焉。""鱼，我所欲也；熊掌，亦我所欲也。"关于性欲，孟子说："好色，人之所欲。""知好色，则慕少艾。"除"食色"外，人类还有各种欲望，孟子将其分为两大类，即生理性的"天性"和社会性的"人性"。在孟子看来，不仅"人性"的欲望不可灭，而且"天性"的欲望也不可灭，都应当加以存养，此即"养生"所应有之义。由此可见，"寡欲"并非"禁欲""无欲"，因为人不可能没有欲望，追求"养生"本身就是一种欲望。因此，禁欲主义是反人性的、"逆天"的。孟子所讲的"寡欲"是揭示满足欲望的条件。"寡欲"之"寡"并非欲望的数量问题，而是欲望的性质问题。孟子用"可"来限定"欲"，特别指出"可欲之谓善"。这就是说，养心的要领是排除"不可"的意欲，而养护"可欲"的意欲。"寡欲"的价值尺度是："其所取之者，义乎、不义乎？"因此，养生就是"以义养心""以仁养心"。"有所不为"就是对不可欲的事情"寡欲"，而"进取"就是做"以仁养欲""以义养欲"的事情。

二、道家养生理论——老庄与养生

（一）"抱一"的养生本体自觉

《老子·第十章》云："载营魄抱一，能无离乎？""抱一"是从"道"的体用关系来论述养生本体的自觉。盖道之体为无为静，道不知其名，乃曰"道"；道之用为有为动，名之曰"一"，因此"抱一"阐述的是修炼之人的主动性与道的能动性。故曰："道生一，一生二，二生三，三生万物。"

道虽生一，然道仍为一，一即是道，二者是本体与妙用的关系。从养生的角度思考，养生就是修道。道是宇宙万物的根源，是养生的实体，是养生赖以存在的根源。"抱一"就是守一，守一就是守道，而守道的方法就是"专注于内在的精神魂魄，使之阴阳和合，使之由后天返还先天凝合为一，最后与道相契"。"抱一"强调的是精神上的专注，专注于魂魄的凝合。魂魄由精、气、神构成，因此守道，除聚精、会神外，还得"专气"，如此才能突破"吾所以有大患者，为吾有身"的肉体桎梏，到达精、气、神合而为一的境地。

"抱一"使道家养生理论有了借以发展的根据。如《周易参同契》主张"三五合一"——东方木二与南方火三为侣，相加为五；西方金四与北方水一相须，相加为五；再加上土五之数，是为三五合一。养生如何进行阴阳交感，后天精、气、神如何返还先天，《老子》的"抱一"为养生家们提供了依据。

（二）超越生死的养生境界

《老子·第五十章》云："盖闻善摄生者，陆行不遇兕虎，入军不被甲兵。兕无所投其角，虎无所措其爪，兵无所容其刃。夫何故？以其无死地。"韩非所谈的是借"无死地"引申而出的避祸原则，强调处世的进退应对，这与《老子》所提到的"善摄生"的含义并不一致。然而将"善摄生"与"无死地"进行联系，从养生的角度讲，"无死地"就是超越生死的一种境界，是指对生命不争、不营、不私，即对生命顺其自然。韩非对于"无死地"，强调避祸以求生，但这与"善摄生者"的本意并不相符。所谓"善摄生者"，就是体道者，是自觉修道的养生者或修行者，所要达到的境界并不是求生，而是超越。生与死都是道，唯有超越生死才能体道。

（三）"致虚极"与"守静笃"的养生功夫

《老子》中的理想人格是体道觉悟的修行者，是看破生死、参透本质的得道者，而这样的理想人格必须要透过个体的生命实践，循序渐进地达成。《老子》针对理想人格提出了修道的方法，即"致虚极"与"守静笃"。《老子·第十六章》云："致虚极，守静笃，万物并作，吾以观复。夫物芸芸，各复归其根。归根曰静，是谓复命。复命曰常，知常曰明。不知常，妄作凶。知常容，容乃公。公乃全，全乃天。天乃道，道乃久，没身不殆。"这段话表现出老子对"道"的深邃思考，以及以虚静之心体悟宇宙万物变化与本质的哲学理念。老子通过"致虚极，守静笃"，引导人们到达一种内心平和、无欲无求之境，且将此视为观察世界、领悟"道"的必要前提。这启示着人们应保持内心的平静与纯净，尊重自然规律，顺应自然发展，进而实现生命的真正价值与意义。其中，"虚"与"静"皆是对心灵状态的描述，意味着心灵的纯净和宁静。"万物并作，吾以观复"，充分体现了对万物变化的冷静审视以及对自然规律的深刻洞察。"夫物芸芸，各复归其根"，则指出万物虽繁杂多样，但最终都要回归根本。这反映了老子对事物本质与归宿的深入思索，强调万物皆有其自然规律与归宿，而此归宿便是它们的本根，亦是"道"的具体呈现。"归根曰静，是谓复命"，清晰表明在老子看来，回归本根的过程，即是心灵归于平静的历程，亦是生命回归本真的进程。老子提出的"致虚极，守静笃"，为人们提供了一种超越世俗纷扰、体悟宇宙大道的途径，对当今社会人们追求内心宁静与生命的意义具有重要的启示。

（四）构建修道养生的理想人格与体道境界

《庄子》一书，除了深化《老子》的道本体论，提出气化宇宙论外，对体道境界的个体生命状态进行了诸多描述，如《大宗师》中的真人、《齐物论》中的至人、《逍遥游》中的神人。这些体道者的生命状态，被《庄子》描述成通灵者或超能者，是一种抽象的生命境界，是精神层面上的超越。《庄子》中的体道者突破了《老子》的想象框架，塑造了一个新的体道者形象，让后来的养生修道者有了境界上的追求，大大影响了后来的养生成仙理论。

总的来说，《庄子》发挥了《老子》对体道者的想象，让养生修道带有更强的神秘性，甚至更具吸引力。就如卿希泰所说，庄子描绘的真人、至人、神人可以入水不被淹，入火不觉热，悠然而来，倏忽而往，以至乘云气，驾日月，御飞龙，遨游于太空，与天地同寿，具有独与天地精神往来的特异神通。《庄子》中的养生修道者形象和体道者的生命状态，对后世养生家有非常强的吸引力，不仅超越了《老子》的精神层次，还创建了一个精神与肉体完美结合的理想状态，成为后世养生修道者的终极追求，为养生理论的形成提供了依据。

（五）提出具体的修炼功夫

《庄子》中提出的修炼功夫具体而明确，可概括为导引、守一、心斋和坐忘。

1. 导引

导引就是气息的调节。控制气的吐纳节奏是养生修道的关键。《庄子》曰："吹呴呼吸，吐故纳新，熊经鸟申，为寿而已矣；此导引之士，养形之人，彭祖寿考者之所好也。"养生修道之人之所以长寿，就在于"吹呴呼吸，吐故纳新，熊经鸟申"。所谓的"呴"，是指出气缓慢；出气快速则称为"吹"。《庄子》认为，养生长寿依靠的是呼吸气息的调节，专注于气息的吞吐之间，从而获得身体的平衡。《庄子》观察到人体必须借由呼吸来维持生命，从而产生了"气以维生"的概念，后又发展为气是维持生命的必要物质。人不能不呼吸，而要想养生就要专注呼吸，调整呼吸，透过气的新陈代谢与吐纳节奏平衡人的生理状态，达到肉体功能的和谐。

2."守一"

《庄子》中的"守一"可以说就是《老子》中的"抱一"，即对道本体的体认与自觉。养生修炼需要一个努力的方向，对道体的觉悟与固守就是养生修道的关键。只有目标明确，方向清晰，修道才有可能成功。庄子将对道体的认知作为养生修道的原则，《庄子·在宥》云："无视无听，抱神以静，形将自正。必静必清，无劳汝形，无摇汝精，乃可以长生。目无所见，耳无所闻，心无所知，汝神将守形，形乃长生。慎汝内，闭汝外，多知为败。我为汝遂于大明之上矣，至彼至阳之原也；为汝入于窈冥之门矣，至彼至阴之原也。天地有官，阴阳有藏。慎守汝身，物将自壮。我守其一以处其和。故我修身千二百岁矣，吾形未常衰。"由此可以看出，"守一"在于生命的修炼。

3. 心斋

心斋是《庄子》修炼精神意志与认知能力的方法。《庄子》认为，客观世界都是由道产生的，因此养生修道者要透过事物本质，不能依靠感官，而要依靠道心。所谓心斋，就是道心的修炼功夫，最终要达到的是"一死生、齐物我、泯是非"，即神人、至人或真人的精神境界，这也是养生修道者的终极追求。

4. 坐忘

所谓"坐忘"，就是"离形去知，同于大通"。所谓"离形"，就是抽离感官，不以目视，不以耳听，而是用感官去面对客观世界。所谓"去知"，就是舍弃一般的认知心智，不是理智分析，不是情绪喜恶，而是超越偏执与虚妄，超越理性与感性，用道心面对客观世界，最后达到与天地同体，即"同于大通"，天人合一。

三、《黄帝内经》与心理养生

（一）整体观

现代西方心理学认为，脑是心理的器官，而神经系统是产生心理活动的重要物质基础。不同于现代心理学的认知，《黄帝内经》认为，脏腑及脏腑的阴阳调和是心理活动的生理基础，任何"神"的变化都与一定的脏腑气血和阴阳功能相联系。《灵枢·天年》指出，"血气已和，营卫已通，五脏已成，神气舍心，魂魄毕具，乃成为人"，认为神气产生于脏腑气血及其功能的基础之上，形与神俱，才是一个完整的人。该观点肯定了形体物质及其功能作为精神心理活动的物质前提。具体而言，在人的形体中，神由精化，五脏藏神。神由有形之精而化。《灵枢·本神》曰："故生之来谓之精，两精相搏谓之神。"

"神"在这里作为生命存在的主要标志，需要同源且具阴阳之质的两精相搏才能产生，可见先天之精是生命的源头。《素问·六节藏象论》曰"五味入口，藏于肠胃，味有所藏，以养五气，气和而生，津液相成，神乃自生"，指出"神"受后天之精的影响，气、血、津、液等后天水谷之精是"神"的物质基础。"先天之精"禀受于父母，"后天之精"由水谷精微所化生。先天之精和后天之精，一个是神产生的基础，一个是神正常活动的给养，二者缺一不可。"神"的正常活动与五脏的生理功能有密切的关系，它以五脏的协调配合为前提。《内经》认为，五脏分别代表着人体五个系统——心、肝、脾、肺、肾，它们与西医学对人体器官的理解和划分不同，这几大系统统领全身的生理活动。因此，五脏功能协调，人的精神思维活动才会正常。五脏功能异常，精神意识也会受到影响。此外，《黄帝内经》还将人特定的心理活动归于特定的脏腑，认为精神活动是脏腑固有的功能。如"心藏神，肺藏魄，肝藏魂，脾藏意，肾藏志，是谓五脏所藏"（《素问·宣明五气》）。此处的神、魂、魄、意、志分别与五脏对应，都属于"神"的范畴。而五脏对应着不同的情志，"人有五脏化五气，以生喜、怒、忧、思、恐"。心对应喜，肝对应怒，脾对应思，肺对应忧，肾对应恐。五脏的气血阴阳盛衰会影响人的情绪变化和心理状态，如心气虚则悲，实则笑不休。这些都说明五脏之间的整体平衡是精神活动得以正常进行的先决条件。

（二）形神论

《素问·上古天真论》曰："恬惔虚无，真气从之，精神内守，病安从来。"可见神在人体生命活动中的重要性。从本原上讲，神生于形；从功能上讲，神是形的主宰，神可御形。《内经》认为，"神"是生命存在的根本标志，所谓"失神者死，得神者生也"。《素问·灵兰秘典论》曰："心者，君主之官也，神明出焉。"可见，人的精神活动由"心"所主，因而"心"为一身的主宰。《灵枢·邪客》说："心者，五脏六腑之大主，精神之所舍也。"人体各脏腑组织器官的生理活动都是在"心神"的控制下实现的，也只有在"心神"的统一协调下，五脏六腑才能实现生理平衡，人才有正常的身心活动。《素问·灵兰秘典论》曰："主明则下安……主不明则十二官危，使道闭塞而不通，形乃大伤。"脏腑生理功能活动的协调配合有赖于"心神"的调节，若"心神"不明，则调节功能失常，各脏器组织的生理活动就会出现紊乱，甚至可能导致死亡。此外，人的精神意志也会对形体产生不利影响。《素问·阴阳应象大论》中的"怒伤肝""喜伤心""思伤脾""忧伤肺""恐伤肾"指的就是这一点。

人的一切生命活动，无论是身体的还是心理的都必须与大自然的规律和节奏相适应。《灵枢·岁露》说的"人与天地相参，与日月相应"即是这个道理。外在环境对人产生的影响是多方面的，此时要靠"心神"进行调节，不断适应环境，以达到与自然的和谐平衡。《灵枢·本脏》曰："志意者，所以御精神，收魂魄，适寒温，和喜怒者也……志意和则精神专直，魂魄不散。悔怒不起，五脏不受邪矣。寒温和则六腑化谷，风痹不作，经脉通利，肢节得安矣，此人之常平也。"这是说人的"志意"可以统摄精神魂魄，使人体适应四时之气的温度变化，并调节自身的情绪变化。志意调和，则精神集中，魂魄不散乱，没有懊悔、愤怒等过激情绪，五脏功能正常也就不会受邪气侵犯。

中医学认为，气血充足，血脉通畅，就不会感受风邪发生痹病，肢体也能自如活动，此时人处于健康状态。需要强调的是，虽然在"形"和"神"的问题上《内经》主张形神合一，认为人的存在是形体与精神的统一，在人的生成过程中，先有形体，然后有心理，形与神俱，才成为人，但中国自古就有重道轻器的思想，反映到"形"与"神"的问题上，就是重"神"的作用。这种重"神"在中医养生领域表现为在为患者提供形神共养的同时，更重视精神的保养。因此，《内经》含有丰富的心理养生内容，我们不能孤立地看待其中和心理或精神相关的内容，而割裂了身体和心理的和谐统一。只有厘清两者的关系，以神形合一为前提，才能更完整、更科学地理解心理养生。

（三）"治未病"

"治未病"这一概念最早由《内经》提出，并发展成为中医学的基本理念，被无数医学家、养生学家所推崇。《素问·四气调神大论》云："圣人不治已病治未病，不治已乱治未乱，此之谓也。夫病已成而后药之，乱已成而后治之，譬犹渴而穿井，斗而铸兵，不亦晚乎？"《灵枢·逆顺》亦云："上工治未病，不治已病。"可见，"治未病"就是要求个体树立早预防的思想，做到防患于未然。《内经》中的"治未病"含义包括两个层面：一是未病先防，防患于未然，是指在患病前及早预防，以避免疾病的发生；二是防微杜渐，早期诊治，是指将要患病但尚没表现出明显症状时，及时采取合理措施，治病于初始。有学者将已病早治、防止传变、预后调摄、防其复发纳入"治未病"范畴。虽然"治未病"的内涵比较丰富，但未病先防、防患于未然是最重要、最有效的预防之道。这与现代预防医学和健康心理学中的某些理念不谋而合。中医"治未病"思想不仅指导着疾病预防，也蕴含着心理养生的思想，是维持心理健康、提高生命质量的重要原则。

《灵枢·本脏》云："志意和则精神专直，魂魄不散，悔怒不起，五脏不受邪矣。"说明加强心理调节，可以使精神安定，情绪平和，内脏功能正常发挥而不受疾病的干扰。中医"治未病"不仅强调练形体，调五脏，养精血，更是将精神意志的守持和协调作为预防疾病的关键，主张通过修心养性而充实"真气"，保健防病。

四、释家、法家、墨家、阴阳家与心理养生

（一）释家与心理养生

释家即佛教，作为世界三大宗教之一，其教义与实践为心理养生提供了一套系统的方法。释家的核心教义强调生命的本质及其实现幸福和平静的方式，这与现代心理学中关于心理健康的概念有着深刻的共鸣。佛教认为，人之所以会经历苦难，根源在于贪欲、嗔恚和愚痴（三毒），即贪欲、愤怒和无知。人通过修行，可以逐渐净化心灵，去除这些烦恼，从而达到内心的安宁和健康。《六祖坛经》中提道："菩提本无树，明镜亦非台。本来无一物，何处

惹尘埃。"这句话指出，通过修行可以达到心灵的清净和健康。

释家经典中蕴含着丰富的心理养生智慧。这些智慧主要体现在佛教文献中关于心灵修养、情绪管理和道德行为的原则与实践上。佛教经典如《大智度论》《金刚经》等，不仅探讨了宇宙真理和生命的意义，还提供了具体的方法来净化心灵，实现内心的平静与和谐。《金刚经》中"应无所住而生其心"的教导，是对现代心理学中"正念"理念的早期阐述。它告诫人们要放下对外界事物的执念，不要被欲望所牵绊，要以一种超然的态度去面对生活中的起伏变化。这种态度有助于减轻由欲望引起的焦虑和痛苦，促进心理的平衡与健康。《法句经》中的"心为法本，心尊心使。中心念恶，即言即行；罪苦自追，车轹于辙。中心念善，即言即行；福乐自追，如影随形"，强调心是一切法的根本，心是六识的主尊，也说明了心态决定行为的观点。释家认为，拥有慈悲之心的人更容易体验到内心的宁静与满足，因为慈悲能够减少内心的贪婪与仇恨，增进对他人的理解与同情。释家中的冥想是一种古老的修行方式，旨在通过专注和内省来培养清晰的意识状态。冥想可以帮助个体集中注意力，减少杂念，提高情绪调节的能

力，进而改善心理健康。现代研究也证实了冥想对于缓解
压力、焦虑和抑郁症状的有效性。

"正念"一词起源于2500年前古印度巴利语"sati"，
翻译成中文有"念、忆念、记住、深切注意"等含义，是
源自佛教的一种修行态度。它要求人们专注当前的经验，
而不是过去或未来的事物，并以一种非评判的方式接纳这
些经验。20世纪70年代后期，美国麻省理工学院的生物
学、医学博士卡巴金教授（Dr.Jon Kabat-Zinn）第一次
尝试将正念这一古老的修行方式转换为现代的语言和方法
论，并为应对现代人常见的心理问题而介绍了基于正念的
压力放松疗法。目前，正念练习已广泛应用于临床治疗，
以帮助患者处理慢性疼痛、压力和其他精神健康问题。通
过正念练习，人们能够学会在当下保持专注，减少对未来
的担忧和对过去的遗憾，促进心理健康。

释家不仅提供了解决心理问题的技巧，还提出了伦
理道德规范作为维持良好心理状态的基础。佛教提倡慈悲
与智慧并重的生活态度，认为善行可以带来内心的安宁。
《增一阿含经》第八四经提到的"当修行慈忍，身行慈、
口行慈、意行慈"，指的就是在修行过程中个体应当以慈
悲为怀，不仅在行为上（身行）、言语上（口行）体现慈

悲，更要在内心思想中（意行）保持慈悲。这样才可以自度度他，饶益众生。慈悲行为能够促进社会和谐，增进个人的精神福祉。佛教通过提倡积极的行为准则，帮助人们建立正确的人际关系和社会联系，这对于维护心理健康至关重要。

释家不仅是信仰体系，更是一门关于如何获得幸福生活的学问。通过实践释家教义，如冥想、正念及遵循伦理原则，人们可以有效应对心理挑战，提升生命质量。释家为心理养生提供了一个全面的框架，从理论到实践都展现出其深刻的价值观。释家的这些心理养生方法，不仅在古代被广泛实践，在现代心理学中也得到了应用，无论是禅定还是慈悲的修行都体现了释家对心理健康深远的影响。

（二）法家与心理养生

法家文化作为中国古代重要的思想流派之一，对心理养生的影响是全面而深刻的。它通过法治思想、人性论、功利主义等多个方面，为个体提供心理调适、自我认知、情绪管理等方面的指导，促进个体的心理健康和社会适应。

1.法家主张"依法治国"，强调法律的普遍性和严肃性，这种思想在心理养生中体现为对个体行为的规范和约束。通过遵循一定的规则和法度，个体可以减少内心的冲突和焦虑，达到心理的平衡和调适。如韩非子所言："法者，编著之图籍，设之于官府，而布之于百姓者也。"个体通过了解和遵守法律，可以在社会中找到自己的位置，减少不必要的心理压力。

2. 法家认为"好利恶害"是人的本性，这种观点在心理养生中有助于个体正确认识自己的欲望和需求，通过接受和理解自己的本性，更好地管理自己的情绪和行为，避免过度的自我压抑或放纵，从而维护心理健康。《管子·禁藏》中提道："夫凡人之性，见利莫能勿就，见害莫能勿避。"这种对人性的深刻洞察，有助于个体进行自我认知和调适。

3. 法家还提倡功利主义，认为人的行为应以实际效益为导向。在心理养生中，这种思想鼓励个体追求积极的生活目标和实际的成就，从而增强自我效能感和生活满意度。韩非子在《韩非子·六反》中云："父母之于子也，产男则相贺，产女则杀之，此俱出父母之怀衽，然男子受贺，女子杀之者，虑其后便，计之长利也。"这种功利主义思想在一定程度上有助于个体形成积极的生活态度。

4.法家强调法律的公正执行，这在心理养生中体现为对社会公正的信任。当个体相信社会规则是公正的，便会遵守规则，减少因不公正而产生的心理压力。《商君书·赏刑》云："民信其赏，则事功成；信其罚，则奸无端。"这种信任感有助于个体在社会中建立稳定的心理预期，减少焦虑和不确定性。

5.法家主张通过法律规范社会行为，这种思想在心理养生中可以转化为通过内在的道德和规则来管理自己的情绪。个体通过自我约束和自我控制，可以更好地管理自己的情绪，避免过度的情绪波动对心理健康的影响。《韩非子·饰邪》云："以道为常，以法为本。"这种以法律为基础的自我管理有助于情绪的稳定和心理健康。

6.法家强调法律在人际关系中的重要作用，这种思想在心理养生中体现为通过公正和透明的规则来处理人际关系。个体在遵循公平原则的基础上与他人交往，可以减少因关系不明确或不公正而产生的心理压力。《管子·任法》云："君臣上下贵贱皆从法。"这种法治精神有助于建立和谐的人际关系，促进心理健康。

（三）墨家与心理养生

墨家文化作为中国古代诸子百家之一，其思想体系中蕴含着诸多对个体心理健康及社会和谐有益的观念。墨家文化中的"兼爱""节用""非攻""尚贤"等核心价值观蕴含着丰富的心理养生智慧。

1. 墨家强调兼爱之道, 这是构建和谐人际关系的心理基础

《墨子·兼爱上》云:"视人之国若视其国, 视人之家若视其家, 视人之身若视其身。"墨子提倡的"兼爱"认为, 人与人之间应当相互关爱, 不应以亲疏远近来划分爱的程度。这种无差别的爱, 不仅能够促进人际关系的和谐发展, 还能在个体内心种下善良的种子, 减少因偏见而产生的负面情绪。现代社会竞争激烈, 人与人之间的关系往往趋于复杂化, 而"兼爱"的理念则提醒我们要学会站在他人角度思考问题, 培养同理心。同理心的培养有助于缓解个人焦虑、抑郁等不良情绪状态, 增强自我效能感和社会适应能力。

2. 墨家主张节用之道, 以促进内在精神富足的生活方式

《墨子·非乐上》曰:"古者圣王制为衣服之法, 曰:冬服绀緅之衣, 轻且暖;夏服绤绤之衣, 轻且清, 则止。"墨子主张节俭实用的生活态度, 反对奢侈浪费。这种生活哲学在当今社会同样具有重要意义。随着物质生活水平的不断提高，人们越来越容易陷入消费主义陷阱，盲目追求物质享受而忽视了精神层面的需求。墨家"节用"观念强调合理利用资源，避免过度消费带来的精神空虚。通过减少不必要的物质欲望，人们可以更加专注于内心世界建设，提升幸福感与满足感。

3. 墨家体现了"非攻"之道，主张个体建立积极心态应对挫折和困境

墨子的"兼爱""非攻"等主张为心理养生提供了宝贵的思想和指导，有助于培养我们善良、平和的心态。"兼爱"主张关爱和平等。在这样的氛围中，人们更倾向于发展同理心和慈悲心，这些品质不仅能够帮助他人，也能够为个体自身带来正面情绪的体验，如喜悦、满足和自豪，这些情绪对于维护心理健康和提升生活满意度具有重要作用。墨子曰"为彼犹为己"，意思是只有更多地"利他"，才能更好地"利己"。这也体现了"兼爱"中的相互义务观念，鼓励人们在行动中考虑他人的利益。这种互助互爱的行为不仅增强了社会联系，也提升了个体的社会归属感，对心理养生产生了积极影响。"非攻"则意味着反对战争与暴力，这一主张能让我们在生活中远离争斗和冲

突，以平和的心态去处理问题，避免因激烈对抗带来的紧张和焦虑。它促使我们用理性和包容的方式解决矛盾，从而保持内心的宁静与安稳。墨子主张"兼爱""非攻"，反对无谓的战争和攻伐，强调保护人民的生命和财产安全。

4. 墨家主张以尚贤之道激发个体潜能，实现自我价值

《墨子·尚贤上》云："是故国有贤良之士众，则国家之治厚，贤良之士寡，则国家之治薄。"意思是在一个国家中，如果贤良之士多，那么国家的治绩就大；如果贤良之士少，那么国家的治绩就小。墨子倡导选拔有能力、有德行的人担任重要职务，不论出身贵贱。这一思想启示我们应重视自身能力的培养与提升，勇于展示才华，争取实现个人价值的机会。现代社会竞争激烈，每个人都渴望在职业生涯中有所成就。墨家"尚贤"理念提醒我们，只有不断学习，才能在竞争中脱颖而出，从而获得自信与成就感。同时，这种公平公正的人才选拔机制也有助于营造积极向上的社会氛围，激励人们追求卓越。

（四）阴阳家与心理养生

阴阳家是先秦时期的重要学派之一，其理论核心在于探究自然界的运行规律以及宇宙万物间的相互联系。阴阳家认为，世间万事万物皆由阴阳两种基本力量构成，并且遵循着五行（木、火、土、金、水）相生相克的规律而变化发展。阴阳家的思想对于指导人们认识自我、调整心态、维护身心健康等均具有独特意义。

1. 阴阳家以"阴阳调和"作为维护心理平衡的基础理论

《黄帝内经》作为中医理论的奠基之作，其中蕴含了大量关于阴阳调和的论述。如"阴平阳秘，精神乃治"，形象地表达了阴阳平衡对人体健康的重要性。

在心理层面，阴阳调和同样至关重要。现代心理学研究表明，情绪波动、压力积累等都可能导致心理失衡，进而影响身体健康。阴阳家强调个体应根据自身情况调整心态，保持心理活动处于相对稳定的状态。具体而言，遭遇负面情绪时，可通过适当放松、转移注意力等方式缓解情绪，实现心理上的"阴平阳秘"，促进身心健康。

2. 阴阳家强调"五行相生"，为情绪管理提供了有效方法

阴阳家认为，五行之间存在着相生相克的关系，即木生火、火生土、土生金、金生水、水生木。这种相生关系也适用于情绪管理。《周易》云："乾为天，坤为地……震为雷，巽为风……坎为水，离为火。"根据这一原理，当

某一种情绪（如愤怒）过于强烈时，可借助与其相生的情绪（如喜悦）来中和，反之亦然。在实践中，当个体感到愤怒或焦虑时，可尝试寻找让自己感到快乐的事物或活动，以缓和负面情绪，实现心理上的自我调节。

3. 阴阳家指出的"顺应四时"阐述了促进心理健康的自然法则

《礼记·月令》记载了古人按照四季更替调整生活习惯的做法。阴阳家认为，自然界的变化与人体生理功能密切相关，建议人们遵循四季变化规律来调整作息习惯和饮食结构。如《素问·四气调神大论》指出："春三月，此谓发陈。天地俱生，万物以荣。夜卧早起，广步于庭，被发缓形，以使志生。"这是说春天是生命力旺盛的季节，人们应适当增加户外活动，保持心情愉悦，促进心理健康。在秋冬季节，应注意保暖防寒，避免情绪低落。通过顺应自然规律，人们可以更好地调节身心状态，预防心理疾病的发生。

4. 阴阳家主张天人合一，强调和谐心灵是养生境界的理想目标

《庄子·齐物论》曰："天地与我并生，而万物与我为一。"阴阳家追求天人合一的最高境界，强调人与自然、社会的和谐统一。在心理层面，天人合一意味着个体应树立正确的人生观、价值观，将个人命运与社会发展紧密相连。当面临困境时，应保持乐观积极的态度，相信任何挑战都是成长过程中的必经之路。此外，还应注重培养良好的社会关系，积极参与公益活动，奉献爱心，以此充实内心世界，提升生命质量。

第三节　中医心理养生原则

中医心理养生是一种融合了传统中医理论与现代心理学理念的保健方法，它强调人与自然环境的和谐共生，倡导通过调整个人的生活方式来促进身心健康，达到延年益寿的目的。其核心理念可以归纳为以下六大原则，旨在引导人们实现心灵与身体的和谐统一。

一、顺应自然

顺应自然是中医养生的基本原则，也是中医心理养生的基本原则。中医学将人视为一个整体，而人与自然界也是一个整体，这就是中国传统文化中的天人合一观念。中医学里处处渗透着这一观念，因此养生要遵循顺应自然的原则。

顺应自然包括两方面的含义：一是遵循自然界正常的变化规律，二是慎防异常自然变化的影响。总之，人只有发挥主观能动性，适当地调摄心神，注意饮食起居，使心身与自然界协调统一，方能有效地养生防病，健康长寿。

中医学认为，人与天地相参，与日月相应。顺应自然养生包括顺应四时调摄和昼夜晨昏调养，即人的精神、起居、饮食、运动和防病都要因时、因地而变化，从而达到人体内环境与外环境相适应的目的。例如，养成规律的生活习惯，根据四季的不同特点适当调节自己的饮食结构等。

（一）阴阳平衡

阴阳学说认为，人体的阴阳变化与自然界的四时变化协调一致，就可以延年益寿，因而主张顺应自然，春夏养阳，秋冬养阴，精神内守，饮食有节，起居有常，保持人体内部与外界环境之间的阴阳平衡，达到增进健康、预防疾病的目的。

（二）因人而异

不同人群的体质类型及人在婴儿、儿童、青少年、成年、老年等不同时期的体质均存在差异，因此，在中医养生保健过程中，不同的人需要制定个性化的保健方法。例如，小儿属"稚阴稚阳"之体，不论用温热剂还是苦寒剂均应中病即止；老年人肾气已衰，中气虚乏，易受邪致病，故用药尤须谨慎；阴虚体质者宜甘寒、酸寒、咸寒、清润，忌辛热温散、苦寒沉降；阳虚体质者宜温补，忌苦寒泻火等。

（三）天人合一

天人合一观认为，人生于天地间，是自然界的重要组成部分，因此应遵守自然规律。天人合一的物质基础在于精气。中国古代哲学家将精气作为天地自然产生的物质源头，中医学引入这一思想，从唯物主义哲学的高度提出气是组成天地万物最根本的物质，人和自然都是由一元精气所化生。养生只有设法获得精气、保持精气，使精气互生、形充神旺，才能延年益寿。

（四）阴阳五行

阴阳五行是中国传统文化中特有的哲学观念，用以概括天地自然的运行规律。人作为天地的一部分，也遵循阴阳五行的基本规律，中医将其引入，成为基础理论之一，用于解释人的生理病理以及人与自然的一体性和通应性。

万物通过阴阳五行变化相互依存、相互制约，使整个自然界充满了生生不息、欣欣向荣的景象。养生正是在这个万物一体的环境下进行的。

（五）因时制宜

自然气候的变化有一定的规律性，人体在自然气候变化的影响下，自身也会随之发生改变。在生理上，春夏之时，阳气与温热之气候相应而发泄于外；秋冬之时，阳气与寒冷之气候相应而敛藏于内。在病理上，一些慢性疾病往往在气候剧烈变化时发作或加重。这都说明人体生命活动与自然界息息相关，人必须根据自然界的变化来调整自身的阴阳平衡，使之与外界阴阳变化相适应，这样才能达到益寿延年的目的。在这一理论的指导下，中医提出了顺应四时变化、顺应月廓变化、顺应昼夜变化等因时制宜的养生法则。

（六）因地制宜

地理环境对人有非常重要的影响，由于地域的差异、居住条件的不同，人的生活习惯、人文环境和生理病理也不相同。不同地域的人，在与当地地理环境长期适应的过程中会在整体上表现出一定的相似性，或称地域性。长期的环境作用和饮食偏嗜，造成了各地域的人有不同的体质和特殊的地方病与多发病。初到一个新的地方，由于对地理环境不适应，便会出现"水土不服"的现象。经过一段时间后，多数人能够逐渐适应，并表现出符合当地地理的身体甚至心理特点。人欲得长寿，就必须因地制宜，适应居处环境，在此基础上进一步优化生存环境，并施以符合自己居处环境的养生方法。

（七）和谐共生

人与自然生物共生于天地之间，二者在顺应自然环境的同时也对对方产生极大的影响。人的生存除依赖气候、地理环境外，和谐的生物环境也必不可少。自然生物与人在互利互用且相互制约的关系中达到和谐融洽，形成良性循环的整体，这是人类正常生存的必备条件。一旦这种良性循环被打破，人的健康就会受到威胁。这种失常现象在当今社会表现得尤为突出，因此养生强调要保持与生物环境的协调性，使人类与其他生物一体相应、和谐共存。

二、适应社会

人不仅是自然的一部分，也是社会的一部分，不仅有自然属性，更重要的还有社会属性。早在《内经》中就已经认识到，社会环境同样会影响人的生理和心理健康。中医学特别重视社会环境对人的心理影响，指出人因社会经济、政治地位的不同，而形成不同的心理特点。当今社会，人们的心理发生了许多变化，缺少了朴实敦厚，而滋长了骄奢烦躁之性，且"不知持满，不时御神，务快其心，逆于生乐，起居无节，故半百而衰也"。这便违反了养生之道，故而使精气耗散，体质虚弱，"半百而衰也"。因此，现代人必须重视心理养生，通过道德修养和心理调适，提高社会适应能力。

三、形神共养

形神共养作为中医心理养生的核心原则，揭示了养生实践中身体与精神层面并重的重要性。此原则强调，在进行养生活动时，个体不仅要关注形体的维护与保养，通过合理膳食、适度运动及良好的生活习惯强健体魄，更应注重精神的调摄与滋养，力求使身体与精神达到和谐统一的状态，促进健康长寿目标的实现。这一理念在中医古籍中有很多论述。如《素问·上古天真论》云："恬惔虚无，真气从之，精神内守，病安从来。"这句话的意思是说，保持内心的宁静，排除杂念，使真气顺畅运行，精神内敛，疾病就没有侵袭的机会。这里的"恬惔虚无"指的是心态上的平和宁静，"真气从之"则是指身体内在能量的正常运行，体现了"形"与"神"之间的密切联系。《内经》还提到"形与神俱，而尽终其天年"，意指只有当形体与精神协调时，人才能尽享天年，健康长寿。在日常生活中个体应兼顾营养摄入、身体锻炼及情绪管理多个方面，以促进生理功能与心理状态的和谐发展。

形神共养作为中医整体观在心理养生领域的具体展现，进一步阐释了人身构成的基本要素及其相互关系。中医学认为，人身由"神"与"形"两大要素构成，二者相辅相成，共同维系着人的生命活动。其中"神"被视为人体的主宰，主导着形体的功能与活动，正如《素问·灵兰秘典论》所云："心者，君主之官，神明出焉。"意指心神统摄全身脏腑经络的功能活动，若无神的调控，形体便无法维持正常的生命活动。同时"神"又依赖于"形"的滋养与支撑，如《灵枢·本神》所云："生之来谓之精，两精相搏谓之神。"这表明，精神活动的产生与维持离不开形体提供的物质基础与能量支持。因此，形神共养即在养生过程中兼顾形体的强健与精神的滋养，是实现身心和谐、健康长寿的关键所在。

四、动静合一

动与静是物质运动的两个方面或两种不同表现形式，在人体的生命活动中同样体现得淋漓尽致。人体的生命过程是一个动态平衡的过程，始终保持动静和谐的状态，维持着动静对立统一的整体性，从而确保了人体正常的生理功能运作。因此，在中医心理养生中，保持形与神的协调、神气动与静的统一是一项重要的原则。古代养生家们对于神气的保养有着深刻的认识，他们主张以"静"为主导，强调"静以养神"。然而，这种静并不是绝对的无所作为，而是指在相对安静的状态下，通过内心的宁静来涵养精神。正如先贤彭祖所言："凡人不能无思。"另一位养生家曹庭栋也曾提道："心不可无所用。"这两句话都在说明一个道理——人是有思维能力的生物，精神活动不可避免，关键在于如何合理运用，使之既能发挥效用又不至于耗损过度。《素问·上古天真论》云："能知七损八益，则二者可调；不知用此，则早衰之节也。"其中，"七损八益"不单是一个抽象的概念，它实际上是指一种生活的智慧，指导人们通过适度的运动（八益）和适当的休息（七损）来维持身体的阴阳平衡，从而促进健康和延年益寿。

"七损"代表了过度的劳累、情绪的波动、不节制的饮食等对身体造成的7种损耗，这些都是导致身体功能失衡、健康受损的动因。而"八益"则是指通过适当的运动、均衡的饮食、充足的休息等来增强身体的抵抗力，调节脏腑功能，促进气血流通，从而达到养生保健的目的。这句话深刻地揭示了动静合一对于人体健康的重要性。

用进废退是自然界的一条普遍规律，人类的精神活动也不例外。因此，中医学认为，在神气的保养上应当做到动静合一，既要通过清静的方式来涵养精神，使其得到充分的休养；也要通过适度的使用来激发精神活力，防止因过度静止而导致的衰退。只有如此，才能真正实现形神共养，促进身心健康的全面发展。

五、神情相应

中医学认为，神是人体生命活动的主宰，由于神有精神与情志之分，在中医整体观念的指导下，人的精神与情志应保持协调一致，即神情相应，如此才能保证人体的健康发展。

由于人的情志活动易受多方面因素影响，如周围环境的变化、社会因素等，故极易产生情绪波动。中医的"五志相胜"理论也是精神情志活动协调统一的重要基础。中医五行学说认为，不同情志活动之间存在着相生相克的关系，既相互滋生又相互制约。情志之间的制约关系，可以调节或控制不良情绪，使人体恢复到"阴平阳秘"的和谐状态。

情志相胜法是以《素问·五运行大论》中的五行相胜理论为指导的，即"怒伤肝，悲胜怒；喜伤心，恐胜喜；思伤脾，怒胜思；忧伤肺，喜胜忧；恐伤肾，思胜恐"，这是治疗因情志过极、脏腑功能紊乱而产生情志病证的一种方法，适用于癫、狂、痫、惊恐、喜笑不休等病证，是中医学独特的心理疗法，具有调摄心神、调畅气机、调谐阴阳、调和五志的作用。在正确判断患者情志疾病的基础上，根据五行相生理论，采用各种手段（语言、行为、声响等），可使患者的疾病得以康复。

（一）怒胜思

怒胜思法是利用愤怒情绪克制过度思虑的一种方法，针对的是思虑太过、伤脾耗神而出现神情困顿的病证。医者根据康复计划，采取非药物手段，激怒患者，以怒制思，从而达到促进阴阳气血平衡、恢复心脾功能的目的。由于思虑损伤心脾已成痼疾，往往难治，故对病重者设计的刺激强度和刺激量要大一些，反之则小些。本法适用于思虑伤神所致的郁证、失眠、癫、痫等证。《儒门事亲·内伤形不寐一百二》记载："一富家妇人，伤思虑过甚，二年不寐，无药可疗。其夫求戴人治之，戴人曰：两手脉俱缓，此脾受之也，脾主思故也。乃与其夫以怒而激之，多取其财，饮酒数日，不处一法而去。其人大怒汗出，是夜困眠，如此看八九日不寤，自是而食进，脉得其平。"意思是说，一位患者因为思虑过度而导致失眠两年，张从正（号戴人）故意收取其很多治疗费用而不开药方，以此来激怒患者，使患者发泄怒气出了汗，当晚就能睡着了。

（二）恐胜喜

恐胜喜法是指恐惧情绪可以克制过度喜悦的情绪或喜悦太过而引起的疾病。恐胜喜法是针对过度兴奋，"喜伤心"而致神气涣散，神明失其所主而恒笑不休的病证。医者采取适当手段，使患者产生恐惧情志，收敛其耗散的心神，镇摄浮越的阳气，从而恢复心神功能。本法适用于喜笑不休及因过喜而致的病证。《儒门事亲·九气感疾更相为治衍二十六》所载："又闻庄先生者，治以喜乐之极而病者，庄切其脉，为之失声，佯曰吾取药去。数日更不来，病者悲泣，辞其亲友曰：吾不久矣。庄知其将愈，慰之。诘其故，庄引《素问》曰惧胜喜。"意思是说一患者因过度喜乐致病，医者借口取药离开患者，并且好几天不来看患者，患者以为自己病入膏肓而绝望恐惧，而这正好抵消了过度喜乐的致病情绪，则疾病自除。

（三）喜胜忧

喜胜忧法是指喜悦情绪可以克制忧愁或由忧愁而引发的情志疾病。医学家张子和提出了"喜可治悲，以谑浪亵狎之言娱之"的具体方法。喜胜忧法适宜悲哭证、脏躁证及悲哀过度导致的病证。采用喜胜忧法要因人而异，掌握分寸，防其太过而"暴喜伤阳"。

《儒门事亲·内伤形》记载："息城司侯，闻父死于贼，乃大悲哭之。罢，便觉心痛，日增不已，月余成块，状若覆杯，大痛不已，药皆无功。议用燔针炷艾，病人恶之，乃求于戴人。戴人至，适巫者在其旁，乃学巫者，杂以狂言以谑病者，至是大笑，不忍回，面向壁。一二日，心下结块皆散。戴人曰：《内经》言，忧则气结，喜则百脉舒和。又云喜胜悲。"该患者采用药物治疗没有效果，张从正（戴人）为使患者笑而模仿在场的巫者，巧妙地利用了当时的场景，使患者乐而忘忧，气机舒缓通和而祛病。此法对于改善抑郁、焦虑、恐惧等情绪十分有益。

（四）悲胜怒

悲胜怒法是针对暴怒或久怒伤肝、气机逆乱、神明失主的情志病证，采用语言或非语言手段，使患者产生悲哀情绪，以收摄逆乱之气，使肝与神明功能恢复正常的一种方法。大怒则气血厥逆于上，扰乱心神，悲则气血沉降。悲胜怒法在于以阴治阳，使气机升降达于阴阳平衡。本法适用于兼有情绪亢奋症状的病证，如眩晕、狂证、痫证等。

《筠斋漫录》中载有这样一则医案："杨贲亨，明鄱阳人，善以意治病。一贵人患内障，性暴多怒，时时持镜自照，计日责效，屡医不愈，召杨诊之。杨曰：目疾可自愈，第服药过多，毒已下注左股，旦夕间当暴发，窃为公忧之。贵人因抚摩其股，日以毒发为悲。久之，目渐愈，而毒亦不发。以杨言不验，召诘之。杨曰：医者意也，公性暴善怒，心之所属，无时不在于目，则火上炎，目何由愈？我诡言令公凝神悲其足，则火自降，目自愈矣。"医生采取令患者悲其足而忘怒的方法，诱使病人产生悲伤的情绪，有效地抑制过怒的病态心理，这是以悲胜怒的典型范式。

（五）思胜恐

思胜恐法乃针对恐惧或惊骇伤肾致精气内却、形神不安之病证，医者有计划地运用能激起患者思虑之情志手段，促进患者康复之法。此法不仅体现了中医情志疗法的精髓，亦融合了儒道哲学中关于心性修养的深刻见解。

《素问·举痛论》云"恐则气下，惊则气乱，思则气结"，揭示了不同情志对人体气机的不同影响，而"思"则被视为一种能够调节与平衡情志的力量。《论语·为政》曰"学而不思则罔，思而不学则殆"，强调思考可使人明辨事理，洞察恐惧之源，从而理性克制恐惧。《大学》亦云："定而后能静，静而后能安，安而后能虑，虑而后能得。"通过思虑，人的内心可以得到安定，进而寻得应对恐惧之法。《庄子·内篇》记载："且夫乘物以游心，托不得已以养中，至矣。何作为报也！莫若为致命，此其难者？"庄子以"游心"比喻心灵之自由与超脱，强调面对外界困境与挑战时应保持内心的平和与清静，通过深思熟虑与顺应自然，实现内心的安宁与强大，这与思胜恐法所倡导的积极思考与自我超越不谋而合。

六、审因制宜

中医学强调，养生要根据自然环境、社会环境、时间、季节、人的体质、人格、年龄、性别等不同因素具体情况具体分析，以制定适宜的养生方法。这也是心理养生必须遵循的基本原则。

影响心理健康的因素十分复杂。首先，人是自然界的产物，人的心理变化必然受季节、气候、地域等环境因素的影响。因此，心理养生强调"因时、因地制宜"。此外，个体的性别、年龄、体质、种族、信仰等差异也是心理形成和变化过程中的重要影响因素。因此，心理养生还强调"因人制宜"，如古人极其重视对孕妇的胎养，要求孕妇加强品德修养，培养高尚的情操和美好的心灵，做到"坐无邪席，立无偏倚，行无邪径，目无邪视，口无邪言"（《诸病源候论·妇人妊娠病诸候》），如此才有助于胎儿形成良好的气质与性格特征。《养性延命录》也提出，中年人处于"壮不竞时"的生理状态，故心理养生要求"静神灭想"，不要为琐事过分劳神。

第四章

中医心理养生的基本方法

　　中医之道，博大精深，不仅关乎身体之调养，更蕴含心理养生之精髓，强调身心和谐，天人合一。中医心理养生可概括为四大基本方法：中医养身、中医养心、中医养性与中医养德，它们共同构筑起个体健康与幸福的基石。中医养身，注重通过调和饮食、起居有常、适量运动等方式，增强体质，预防疾病。中医学认为，身体是心理活动的物质基础，健康的体魄是心理健康的前提。因此，应顺应自然规律，均衡膳食，充足睡眠，适量锻炼，以达内外和谐，身心舒畅。中医养心，强调情志调摄，即保持平和的心态与情绪。心主神明，情志过激易伤五脏，故需"恬惔虚无，真气从之"。通过冥想、太极、书法等静养之法，调和七情六欲，使心气平和，神安则形安，达到养心安神之效。中医养性，旨在培养高尚的道德情操与良好的行为习惯。性者，本质也。中医倡导"性善论"，认为良好的品性能够抵御外界诱惑，减少心理冲突，促进心理健康。通过修身齐家，培养仁爱之心，宽厚待人，不仅有利于人际和谐，亦能提升个人内在修养与幸福感。中医养德，进一步强调道德修养对心理健康的深远影响。德者，本也；财者，末也。中医学认为，高尚的道德情操能净化心灵，使人超脱物质束缚，达到精神自由与宁静。践行仁、义、礼、智、信，培养高尚的道德品质，不仅能够增强社会责任感，还能在困境中保持乐观，实现真正的心理养生。

总之，中医心理养生之道是身心并重的综合体系，通过养身、养心、养性与养德的有机结合，能够促进个体全面健康与和谐发展，体现了中医"治未病"的核心理念。

第一节　中医养身

中医养身源远流长，根植于中华民族深厚的文化土壤之中，倡导天人合一的和谐理念，强调人与自然的协调共生，以及身心健康的整体平衡。中医养身主张通过科学的方法，采用调养身心、顺应四时、合理饮食、适量运动等方式，达到增强体质、预防疾病的目的。

一、理论基础

"养身"是指顺应自然、起居有度、适量运动把身体调养到最佳状态，促进心理健康。《素问·上古天真论》云："上古之人，其知道者，法于阴阳，和于术数，食饮有节，起居有常，不妄作劳，故能形与神俱，而尽终其天年，度百岁乃去。"中医心理养身强调形神兼俱，人的身体和心理是互相影响的，生理问题会影响心理问题，心理问题也会影响生理问题，因此进行心理调养时不仅要关注心理疾病，还要关注生理特征和生理疾病，知晓二者之间的关系。

中医养身从阴阳对立统一、相互依存的观点出发，认为脏腑、经络、气血津液等必须保持相对稳定和协调，这样才能维持"阴平阳秘"的状态。无论是精神、饮食和起居的调摄，还是自我保健或药物的使用都离不开阴阳协调平衡、以平为期的宗旨。

人体的生命过程就是新陈代谢的过程。在这个过程中，人体的新陈代谢都是通过阴阳协调完成的。人体就是一个阴阳运动协调平衡的统一体，人生历程就是阴阳运动平衡的过程。

阳阳平衡是人体健康的必要条件。养生保健的根本任务就是协调机体的阴阳平衡。在协调机体功能时，要特别注意情志平衡，喜、怒、忧、思、悲、恐、惊等情志过激都可影响脏腑功能，导致脏腑功能失调而生病。因此，必须随时调整机体的生理与外界环境的关系，以维持机体的阴阳平衡。

二、基本方法

（一）食疗

食疗是中医养身的重要组成部分。《食宪鸿秘》成书于清康熙年间，为朱彝尊所撰。全书两卷，共有430余首膳食方，风味肴馔以江浙为主，兼及北京及其他地区，涵盖多种菜肴、点心、果品、佐料等的制作方法及保健作用，较为全面地反映了古代养生思想及饮食文化。该书卷首为"食宪总论"，阐述了饮食宜忌及食疗养生理论，后以原料所属，分作十六类，举凡饮、饭、粉、粥、汤、饵、酱、香、蔬、果、鱼、禽、蟹、卵、肉等属详备。朱氏另有《餐芳谱》一节，专谈诸花食法。《食宪鸿秘》虽为饮食肴馔的集大成之作，却将食疗养生思想贯穿始终，有诸多食治之方、摄养之道及药食之法。

饮食为人体生长发育提供必不可少的物质，是维持人体生命活动的物质基础，因此注重饮食是养生之根本。《素问·脏气法时论》就有"五谷为养，五果为助，五畜为益，五菜为充，气味合而服之，以补精益气"的记载。历代医学家皆通晓其理，对饮食养生亦有诸多论述，唐代孙思邈在《千金翼方·养老食疗》中指出："安身之本，必须于食；救疾之首，惟在于药。不知食宜者，不足以全生。"《备急千金要方·食治篇》云："为医者，当晓病源，知其所犯，以食治之。食疗不愈，然后命药。"清代黄宫绣所著的《本草求真》亦载："食之入口，等于药之治病同为一理，合则于人脏腑有益，而可却病卫生，不合则于人脏腑有损，而即增病促死。"在《食宪鸿秘》中，朱氏提出养生之道首重饮食，食可养人，亦可伤人，并将药材与食材相结合，组成具有养生保健作用的膳食方。如凤髓汤"润肺，疗咳嗽"；芡实粥"益精气，广智力，聪耳目"；神仙粥治感冒伤风初起等；羊肉粥能"治羸弱，壮阳"等。此外，美容养颜的膳食方亦被收录书中，如须问汤"红白容颜直到老"；悦泽玉容丹"一月面白，五旬手足俱白"等。除了以山药、枸杞子、芡实等作为原料制作菜肴，还选用陈皮、人参、白术、黄芪等以增强功效。这些至今仍为饮食养生所效仿，广泛运用于日常饮食当中。

《素问·六节藏象论》曰："天食人以五气，地食人以五味。五气入鼻，藏于心肺，上使五色修明，音声能彰。五味入口，藏于肠胃，味有所藏，以养五气。气和而生，津液相成，神乃自生。"说明饮食五味是给五脏补充精气的物质基础，并论述了五味与五脏的关系，即"五味所入，酸入肝，辛入肺，苦入心，咸入肾，甘入脾"。

饮食五味既可养人亦可伤人，因此，谨和五味是饮食养生的首要原则。脾胃乃仓廪之官，五味的营养需经脾胃运化，方可吸收。因此饮食调养要以顾护脾胃为主，只有脾胃功能正常，精微物质才能吸收运化。

（二）饮食有节

饮食有节是说饮食要有所节制，掌握适度，不可随心所欲。《论语·乡党》云："食不厌精，脍不厌细。食饐而餲，鱼馁而肉败，不食。色恶，不食。臭恶，不食。失饪，不食。不时，不食。割不正，不食。不得其酱，不食。肉虽多，不使胜食气。"这体现了孔子对饮食的讲究，体现了一定程度的有节制、有选择。《吕氏春秋·本生》云："肥肉厚酒，务以自强，命之曰烂肠之食。"强调过度肥腻的食物和烈酒对身体有害。葛洪《抱朴子·极言》也说："凡食过则结积聚，饮过则成痰癖。"陶弘景《养性延命录》云："当少饮食，饮食多则气逆，百脉闭，百脉闭则气不行，气不行则生病。"他还强调"食欲少而数，不欲顿多难消"。

饮食有节包含了两层意思：一是食量上要适度，二是食味上要有所节制，每次进食不宜过多。合宜的饮食可使人营养充足，脏腑功能正常；反之，饮食失宜会损伤脾胃，使脏腑失养。过量或过快进食会使食物难消，伤及脾胃；过冷、过热的饮食会对人体不利，使人体易染疾患。另外，不同季节服用食物的宜忌不同，须注重宜忌，方可颐养天年。

（三）适当运动

中医学认为，适当运动可以调和气血，增强体质。中医心理养生强调适度运动，根据个人体质和年龄选择合适的运动方式，如太极拳、八段锦、五禽戏等，不仅可以锻炼身体，还可以调节心情，达到身心合一的效果。

古代养生理论认为，人类的各项运动都应随自然界的变化而进行调整，这样才有益健康。《黄帝内经》对不同季节人的起居进行了论述。"春三月，夜卧早起，广步于庭"。春季是人体阳气升发的季节，应适当晚睡，以免早睡抑制阳气的运行。春季的早晨阳气渐升，人体也要顺应自然界的这种变化适当早起，做些散步之类的舒缓活动，以促进阳气升发。"夏三月，夜卧早起，无厌于日"。夏季是人体阳气最旺盛的时候，人应晚睡早起，并适当接受阳光的照射，借助阳气运行，促进体内的新陈代谢。

阴阳平衡是中医养身的重要原则。人们应通过调节饮食、运动、休息等方式，保持体内的阴阳平衡，维持身体健康。针灸和推拿是中医常用的非药物养生方法。针灸通过刺激穴位，调和气血，达到养生祛病的目的；推拿则通过按摩、揉捏等手法，舒筋活络，改善血液循环，缓解疼痛。气功养生是通过调节呼吸、意念等方式，达到调和气血、平衡阴阳的目的。这些方法不仅可以锻炼身体，还可以调节心情，提高人的心理素质。

中医养身是一种全面、整体的生活方式，它强调顺应自然、调和阴阳、整体观念，主张通过食疗、运动、针灸推拿、气功等方法，使人体气血调和，增强体质，提高心理素质，从而达到身心健康的目的。中医养身并非一蹴而就之事，需要长期坚持。只有了解并实践中医养身方法，才能享受健康、快乐的生活。

第二节　中医养心

中医养心之道源远流长，深植于中华文化，旨在调和身心，达天人合一之境。心者，君主之官，神明出焉，不仅主宰血脉运行，更关乎情志、思维活动，故养心实为养生之要务。

一、理论基础

"养心"是指通过调控心理、稳定情绪、涵养心态，形成良好的自我意识和认知，面对人生际遇，能妥善处理，达到世事洞明、心态平和的状态。《素问·阴阳应象大论》说："暴怒伤阴，暴喜伤阳。厥气上行，满脉去形。喜怒不节，寒暑过度，生乃不固。"人有正常情绪和异常情绪，正常情绪是人维持社会活动的一种正常生理反应。如果人的情绪超出正常反应范畴，就会发生情绪波动，从而引发一系列心理反应，对身心造成影响。《素问·汤液醪醴论》云："嗜欲无穷，而忧患不止。"《孟子·尽心上》说："养心莫善于寡欲。"可见，欲求过度带来的忧患不只是造成精神困扰的重要因素，也说明了节欲守神的重要性。《文子》曰"夫道者，藏精于内，栖神于心，静漠恬惔，悦穆胸中"，强调了精神内守的重要性，认为内心的宁静与和谐是养生的关键。《管子》曰："虚其欲，神将入舍；扫除不洁，神乃留处。"强调只有去除内心的欲念，高尚的情操才会深入人心，打消龌龊的念头，才会有神明的容身之地，充分说明了养心的重要性。

（一）心主血脉，主神明而藏神

中医学认为，心主血脉，主神明而藏神。心主血脉是指心气推动和调节血液循行脉中，发挥营养和滋润作用。《素问·灵兰秘典论》云："心者，君主之官也，神明出焉。"心藏神是指心有统帅全身脏腑生理活动和主司人体精神意识思维活动的功能。因此，心脏健康对人的整体健康至关重要。

（二）情志调摄，养心护心

中医学强调情志调摄对养心护心的重要性。七情，即喜、怒、忧、思、悲、恐、惊，是人体正常的心理活动。但是过度的七情刺激则会损伤心脏，导致各种心脏疾病。因此，保持心情平和、愉悦，避免过度情绪波动，是养心护心的重要方法。

二、基本方法

中医心理养生十分重视心理因素在人体健康方面的重要作用，提出只有调整好精神，才能保持旺盛的精力，达到健康长寿的目的。

形神兼顾、养神为先是中医养生的一个显著特点。中医心理养生以中医理论为指导，以东方思维为背景，是社会科学与自然科学相结合的产物。中医心理养生认为，人是最高级的生物，有着极为复杂的心理活动，并强调"心"对心理活动的主持作用。在养生过程中既要注重形体养护，更要重视精神的调摄。

心为君主之官，神能统帅、调节周身而适应自然，以维持人体的生命活动。中医心理养生并不是孤立地养心，而是主张养神与养心相结合，通过养神达到养心。健康的人应是心神正常的人。

心为"神之居""血之主""脉之宗"，主宰生命活动。人的精神、意识和思维活动不仅仅是生理功能的重要组成部分，在一定条件下还能够影响人体各方面的协调平衡。人的形体健康是心理健康的基础，人的心理健康对形体健康具有重要的作用。

心主神明功能正常，则精神振奋，神智清晰，思考敏捷，对外界反应灵敏。如果心主神志的功能异常，则可出现神志异常、失眠多梦、反应迟钝等。因此，中医心理养生强调形神共养，既重视身体的调摄，也注重精神的调摄，使形神保持高度的协调统一。

中医心理养生特别强调养心为主，历代医学家们也很重视"节制欲求"在养生中的重要作用，提出要淡薄物欲，节制欲求，反对纵欲。

现代社会物质丰富，生活节奏快，竞争激烈，人际交往频繁，对此应从容面对得失，抛弃沉重的精神枷锁，以宽广的胸怀面对生活和工作，这样方可使自己的心灵沐浴在阳光下，减少心理压力。

中医养心要做到心静安闲，减少欲望，避免恼怒怨恨，要以心静、愉快为目的，做到心无杂念，乐观开朗，豁达宽宏，从而使脏腑和顺，气机调畅。

第三节 中医养性

中医养性强调身心和谐，顺应自然，以达长寿康健之境。如孙思邈的养生思想中，养性序第一，道林养性第二，居处法第三，按摩法第四，调气法第五，服食法第六，黄帝杂忌法第七，房中补益第八。在8种养生之道中，养性处于首要位置，也是养生之道的核心。养性包含"性自为善"的养德和"啬神"的养神两个方面，蕴含着精神内守、神形合一，是汲取《周易》的"成性"、修德得以"兼善天下"以及《内经》"养德宁性"的修身原则等思想。

养性即调养精神心性，使自己保持一种宁静祥和的心境。养生的关键之一在于养性，这对于当代人消除亚健康也具有深远的意义。人们能够保持一种清虚守静的心态，做到精神内守、神形合一乃是养性的根本要求。

一、理论基础

养性是指修养性情，养成良好的个性，形成良好的生活习惯，提高人的精神境界，以促进健康长寿。中国传统文化中早就提出了修身养性和保持心理平衡的观念，孔子曰："所谓修身养性在正其心者，身有所忿懥，则不得其正。有所恐惧，则不得其正。有所好乐，则不得其正。有所忧患，则不得其正。心不在焉，视而不见，听而不闻，食而不知其味。此谓修身在正其心。"他最早注意到修身养性与人的心身健康存在密切关系。《孟子·尽心上》曰："存其心，养其性，所以事天也。"《淮南子·泰族训》曰："神清志平，百节皆宁，养性之本也；肥肌肤，充肠腹，供嗜欲，养性之末也。"在养生观点上，强调养神的重要性高于养形，认为精神清明、心志平和才是养性的根本，单纯追求肌肤肥胖、满足口腹之欲和嗜欲，只是养性的末节。这一观点对后世的养生观产生了一定影响。孙思邈的

《备急千金要方》专列"养性"卷:"夫养性者,欲所习以成性,性自为善,不习无不利也。"强调完善个性及行为习惯,促进心身健康。

(一)养性之道的渊源

中医养性理论主要源于道家思想。老子《道德经》曰:"天道无亲,常与善人。"《庄子》曰:"执道者德全,德全者形全,形全者神全。"这里的"道"是指宇宙的本源和自然规律,而"德"则是个体顺应自然规律的内在品质。通过修身养性,达到与道合一的境界,从而实现身心健康和精神的完满。《太上老君内观经》中也提到了内观的重要性:"内观之道,静神定心,乱想不起,邪妄不侵。"强调通过内观,即对自身行为和思想的反思和审视,来达到心灵的平静和精神的集中,排除外界的干扰和内心的杂念,从而达到养生的目的。这些论述不仅体现了道家对于修身养性的重视,也为中医养生理论提供了丰富的哲学基础和实践方法。遵循自然规律、培养良好的道德品质,并通过内观来维持内心的平和,便可达到身心健康和延年益寿的效果。

(二)养性之道的意义

孙思邈《备急千金要方·道林养性》云:"虽常服饵

而不知养性之术，亦难以长生也。"指出养生之道的核心在于养性。"故养性者，不但饵药餐霞，其在兼于百行，百行周备，虽绝药饵足以遐年。德行不充，纵服玉液金丹未能延寿。"孙思邈认为，在德行和金丹玉液与养性的关系中，首重德行。他认为，人们只有加强道德修养，才能保证内心安和，身体强健，达到神清气爽、健康长寿的养生目的。

二、基本方法

养性的目的在于健康长寿，有了养性理论的指导，如何实践就成为关键问题。方法得当，则事半功倍，方法不当，则徒劳无益。

（一）养性首重德

《荀子·修身》云："见善，修然必以自存也；见不善，愀然必以自省也；善在身，介然必以自好也；不善在身，菑然必以自恶也。"其强调了君子应当通过自我反省和自我修养来培养德行，从而达到内外和谐的状态。《论语》云："君子务本，本立而道生。"指出君子应当致力于根本的道德修养，一旦根本确立，道德就会自然产生，这与养性重德的思想是一致的。

（二）养性首啬神

其强调调养精神，不枉耗神气。精、气、神是人身三宝，精和气是神的基础，气盛则神旺，气亏则神衰。得神者昌，失神者亡。张湛《养生集》提出了养性十要："一曰啬神，二曰爱气，三曰养形，四曰导引，五曰言论，六曰饮食，七曰房室，八曰反俗，九曰医药，十曰禁忌。"其强调养性的首要在于啬神。所谓啬神，即爱惜精神。《道德经》云："夫为啬，是以早服。"强调要珍惜、养护精神，避免过度消耗。爱气是指要爱惜身体的元气，调养精神，保养真气。养形是指通过适当的肢体运动来保养身形。导引是指采用呼吸吐纳等健身方法，帮助身体气血流通。言论是说要谨慎言语，避免口舌之争，减少不必要的言语消耗。饮食说的是要注意控制饮食，不过饱、不酗酒，保持合理的饮食习惯。房室是指在房事方面要有所节制，避免过度损耗精气。反俗是说不要过分追求世俗的潮流，以免沾染不良风气，要保持内心的清净和独立。医药是指日常要注重保养身体，生病后要根据情况适当看病吃药，不能过度依赖养生而忽视医药治疗。禁忌是指要了解并遵守养性的规律和禁忌，无论是生活习惯还是行为方式都要符合养性的要求。

（三）做到"十二少"，切忌"十二多"

"十二少"即少思、少念、少欲、少事、少语、少笑、少愁、少乐、少喜、少怒、少好、少恶行。"十二多"为多思则神殆、多念则神散、多欲则智昏、多事则形劳、多语则气丧、多笑则脏伤、多愁则心慑、多乐则意溢、多喜则忘错昏乱、多怒则百脉不定、多好则专迷不理、多恶则憔悴无欢。"十二少"与"十二多"是相对的，做到了"十二少"就等于避免了"十二多"。

第四节　中医养德

养德，实为医者修身立命之根本。《素问·宝命全形论》有云："天覆地载，万物悉备，莫贵于人。"医者作为救死扶伤、护佑生命的重要角色，其品德修养尤为重要。它要求医者不仅需精通草木金石之性，以精湛的医术调和人体阴阳，使之恢复平衡与和谐；更需秉持一颗仁心，将仁术作为行医的最高准则，实现医术与医德的并重。

《内经》亦强调："夫医者，非仁爱之士，不可托也；非聪明理达，不可任也；非廉洁淳良，不可信也。"这充分说明了医者需具备仁爱、聪明、廉洁、淳良等高尚品德。只有如此，方能以仁心仁术济世救人，使患者得以康复，心灵得以慰藉。医者还需以高尚品德垂范后世，成为后辈学习的楷模。正如《礼记·大学》所言："修身、齐家、治国、平天下。"医者通过自身的修养与实践，不仅能为患者带来健康与希望，更能为中医之道的传承与发展贡献力量，使其薪火相传，生生不息。因此，养德不仅是医者个人修养的体现，更是中医之道得以延续与发扬的关键所在。我们应时刻铭记这一理念，不断提升自身的医术与品德修养，为人类健康事业贡献更多力量。

一、理论基础

中医讲究养生之道，必须注重道德修养，养生贵在养心，而养心首要养德。古代学者早就提出"仁者寿"的理论。孔子在《中庸》中提出"修生以道，修道以仁"；"大德必得其寿"，即有高尚道德修养的人，才能够高寿。

良好的道德情操是心理健康的重要标志。对人友好，乐于助人是养生重要的一环。《孙真人卫生歌》说得好："世人欲识卫生道，喜乐有常嗔怒少，心诚意正思虑除，顺理修身去烦恼。"这是修身养性的至理。唐代名医孙思邈不受名利之诱，献身医道，为大众解除疾苦。凡病家请求出诊，他从不瞻前顾后，不考虑自己的吉凶安危，也不惧怕路途遥远艰险，无论昼夜寒暑、饥渴疲劳，都"一心赴救"，而且从不问患者的地位高低，贵贱贫富，也不念恩怨亲疏，一视同仁。他不仅在工作中不辞劳苦，而且在医学研究上孜孜不倦，在古稀之年写下了《备急千金要方》，百岁高龄仍思路敏捷，老而不衰，完成了《千金翼方》，至102岁去世。与此相反，缺乏道德修养的人，特别是那些被名利枷锁捆住手脚的人，斤斤计较，患得患失，往往会未老先衰，自然难登"仁寿之域"。

二、基本方法

（一）笑口常开

笑是人类特有的本能，其他动物都没有笑的功能。《儒门事亲》云："喜者少病，百脉舒和故也。"说明笑是有利于养生的。现代研究证实，笑能使大脑释放一种类似激素的化学成分安多芬，一种自然的止痛剂，并能提高机体的免疫力。笑能增强呼吸运动，清洁呼吸道。大笑能够促进肠蠕动，使腹部组织得到适当按摩；并能降低体内肾上腺和可的松水平，使血压下降。笑尤其对多愁善感的人有益，因为火克金，喜胜悲，笑可以消除或减轻悲忧情绪，故而"乐则能久"。

孔子曰"仁者寿"。是说人要充满爱心，做到敬老爱幼。你尊敬他人，他人才能尊敬你，你才会快乐。待人要宽厚，遇事要坦荡，要学会包容，乐观处世，要抱有感恩之情对待社会、对待他人、对待生活，即使身处逆境，也能泰然处之。

（二）节欲守神

心理养生要注重自身精神的修炼。古人认为，人的精神状态直接影响着身体健康，因此在养生的过程中，不仅要关注外在的身体锻炼，更要注重内在的精神修养。这种理念在古代文献中得到了广泛的体现。

老子在《道德经》中提出："治人事天，莫若啬。夫唯啬，是谓早服，早服谓之重积德，重积德则无不克，无不克则莫知其极。莫知其极，可以有国；有国之母，可以长久。"这句话强调了通过节俭、谨慎来积累德行的重要性，同时也体现了"节欲守神"的核心理念。

老子主张"清静无为"，认为通过内心的宁静与平和，可以达到更高的精神境界，通过排除杂念，坚守虚静，可以使心灵得到净化，从而达到神宁的状态。《庄子》中也有类似的表述，如"执道者德全，德全者形全，形全者神全"，强调通过遵循自然之道来实现道德上的完整，进而达到身体和精神的全面健康。这些论述都强调了"节欲守神"的重要性，即通过节制欲望、保持内心宁静来达到身心健康的目的。

《内经》开篇便将"上古之人"与"今时之人"作比较，"上古之人，其知道者，法于阴阳，和于术数，食饮有节，起居有常，不妄作劳，故能形与神俱，而尽终其天年，度百岁乃去。今时之人不然也，以酒为浆，以妄为常，醉以入房，以欲竭其精，以耗散其真，不知持满，不时御神，务快其心，逆于生乐，起居无节，故半百而衰也。"由此可知，《内经》赞同上古之人节制欲望的养生法，认为在思想上和行为上减少主观欲望的需求，保持内心平静恬淡的状态，有利于保精养神，健康长寿。

人作为自然界的一种生物，生理欲望与生俱来，此外，人还有对未知世界的希望、探索等精神欲望，也就是通常所说的"七情六欲"。这些作为人的生理和心理的需求不可断、不可灭，只能适当节制。

适度的欲望不仅有助于自身发展，还能推动人类创造文明成果。而嗜欲无穷、纵欲不止，则会损伤身体，扰乱气血运行，危害健康，甚至对国家和社会造成威胁。所以欲望一定要有度，《内经》倡导的"志闲而少欲"即是这个意思。

所谓节欲，就是去除杂念，保持思想上的清静安宁，避免不必要的思绪烦扰，使心神得养。《素问·汤液醪醴论》曰："嗜欲无穷，而忧患不止，精气弛坏，营泣卫除，故神去之而病不愈也。"随着社会的发展，人们的生活条件得到了极大改善，但人的思想随之变得更加复杂，往往患得患失，焦虑不安，各种私心杂念欲望无止境，最终精神涣散，正气耗竭，神气日益丢失而使疾病缠身，无法治愈，不仅伤了身体也伤了灵魂。所以人的欲念一定要适度，懂得适时取舍，经常怀感恩知足之心，不盲目追逐虚妄的东西，不攀比，做到"美其食，任其服，乐其俗，高下不相慕"。

《素问·上古天真论》曰："嗜欲不能劳其目，淫邪不能惑其心。"告诉我们，对于喜爱的事物不能过度迷恋，否则非但不能愉悦精神，激发热情，还会损伤心智，危害身体。有些人不知节制欲望，放纵自己，嗜酒成性，酒醉行房，贪图一时享乐，使精气无法保养精神，最终导致精神萎靡，身体多病，过早衰老。老子曾说："五色令人目盲，五音令人耳聋，五味令人口爽，驰骋畋猎令人心发狂，难得之货令人行妨。是以圣人为腹不为目，故去彼取此"（《道德经·第十二章》）。老子意识到声色对人体健康长寿的损害，故而提出了"见素抱朴，少私寡欲"的养生主张。这里的"为腹"和"为目"代表了两种截然不同的生活方式和人生追求，前者追求的是内在修养的提升、内心欲望的减损和内在灵魂的净化，后者追求的是欲望的放纵、外物的占有和感官的满足，得道的圣人重视内省而不外求，不为眼花缭乱的外界所诱惑，心境恬淡安然。所以节欲守神不仅要在思想上减少杂念和贪念，还要在日常生活中去践行，提升自己的心性和定力，保持虚心自省。

（三）积善累德正心

儒家讲"仁者寿"（《论语·雍也》），《周易》提出"积善之家，必有余庆。积不善之家，必有余殃"。《道德经》指出："圣人常善救人，故无弃人；常善救物，故无弃物。"《素问·上古天真论》云："有至人者，淳德全道。"圣人教导百姓养生，以其德全不危而年度百岁。积善累德则心情和乐，可以养身延年。孙思邈认为，老人养生当"常念善无念恶，常念生无念杀，常念信无念欺"。高濂认为，"心头勿想过去未来，人我恶事，惟以一善为念，令人不生噩梦"。心中常存善念，存好心，做好事，说好话，遇事多念他人的好，不计较、品评他人过错，自然心宽体胖，和乐安泰。《遵生八笺·道林摄生论》言："年至五十以外，以至百年，美药勿离于手，善言勿离于口，乱想勿生于心。勿令心生不足，好恶常令欢喜。勿得求全于人，勿得怨天尤命。"老年人能够树德积恩，为善不倦，即为养生妙法。

古人云："欲修其身者先正其心"（《大学》）。心正，不存邪念，涵养道德，陶冶情操，"致中和"。《中庸》云："喜怒哀乐之未发，谓之中；发而皆中节，谓之和。中也者，天下之大本也；和也者，天下之达道也。致中和，天地位焉，万物育焉。"朱熹释之曰："盖天地万物，本吾一体。吾之心正，则天地之心亦正矣。"可见正心符合"天人相应"之理。正心修德不仅可以消除烦恼，使心安神静，还可解放元神，激发潜能，以收"不祈福而得福，不求寿而得寿"之效。

第五节　中医养神

中医养神，是中医学中关于精神养护的一门重要学问，其核心理念在于通过调和身心，实现个体与自然和谐共生的天人合一状态。在中医理论体系中，养神不仅是维护身体健康的辅助手段，更是实现健康长寿的根本途径。《素问·灵兰秘典论》云"心者，君主之官，神明出焉"，强调了心在养神过程中的主导作用，而五脏六腑则是神气寓居的场所，共同维系着生命活动的平衡。中医养神理论认为，神是生命活动的最高主宰，它不仅包括人的意识、思维、情感等精神活动，还涵盖了生命活力和生理功能的调控。神气的充盈与否直接关系到个体的健康状况，神气充沛则身体强健，神气衰弱则疾病易生。因此，养神的过程就是对生命活力的培养和维护，是促进身心健康、预防疾病的重要手段。中医养神强调精神养护在维护和促进健康中的重要作用，通过综合调摄，实现身心和谐，进而达到健康长寿的理想状态。它不仅体现了中医对人体生命活动的深刻理解，也为现代人提供了一种全面的健康维护策略。

一、理论基础

中医学认为，"神"藏于心，中医经典著作《黄帝内经》把心比为"君主之官"，并说"主明则下安"。精、气、神是人身三宝，气由精化生，而神统御人体的一切精神活动。

中医学认为，精是生命的物质基础，神是最高级、最集中的一种功能状态的体现。中医讲"肾藏精"，肾精充盈则精神健，形体强，饮食香，生命旺。客观地讲，精、气、神是不可分的。

古代中医药学家非常重视"精"与"神"，所谓的养神就是养心。但并不是指心脏的保养，而是指调节精神意志思维的活动。古人强调调神，就形体与精神而言，神是生命的主宰，四肢百骸、经络、气血津液等是神的载体，是神之"母"。形体维持脏腑气血的正常变化、调节各器官的功能均离不开神的作用，故有"神为形之主，无神则形不可活"的提法。

神作为生命之主宰，藏于心而寓于五脏六腑之中，其充盈与否直接关系到人体的健康与疾病。正如《素问·八正神明论》所言："神乎神，耳不闻，目明心开而志先，慧然独悟，口弗能言，俱视独见，适若昏，昭然独明，若风吹云，故曰神。"神充则体健，精神饱满，脏腑功能协调；神衰则病生，精神萎靡，脏腑功能失调。中医养神之道，强调身心合一，注重内在修养与外在环境的和谐统一。通过调摄情志、修养心性、顺应自然等方法，使心神得以安宁，从而达到调和身心的目的。《素问·上古天真论》云："恬惔虚无，真气从之，精神内守，病安从来。"其揭示了养神之道的核心要义，即通过内心的宁静与淡泊，使真气得以顺畅运行，精神得以内守，从而预防疾病的发生。

此外中医讲求"天人相应"，认为人生活在自然界中，是自然界中不可分割的一部分，所以要适应自然社会，就要调好神，如此才能保持内心平衡，身体健康。《黄帝内经》中的"四气调神大论"就是顺应四时，调养精神的很好例证。

二、基本方法

（一）调节情志

调节情志，避免、消除剧烈或持久的情志刺激，保持心情舒畅是养生长寿的重要手段。陶弘景在《养性延命录》中云："少思、少念、少欲、少事、少语、少笑、少愁、少乐、少喜、少怒、少好、少恶，行此十二少，养生之都契也。""养生之道，莫大忧悲，大哀思，此所谓能中和者必长寿。"人类与其他动物的不同就在于有丰富多彩的精神生活。

以情制情法是利用情志能够影响气机的升降散聚的原理，以达到治愈疾病的目的。它能激发患者的某些情志活动，控制另一些不正常的情志，减轻或消除某些躯体症状。《素问·举痛论》云："余知百病生于气也，怒则气上，喜则气缓，悲则气消，恐则气下，寒则气收，炅则气泄，惊则气乱，劳则气耗，思则气结。"如忧愁者，可用喜乐疗法，使患者"喜则气和志达，营卫通利"，气血和畅。

（二）四时调神

《内经》认为："天地之大纪，人神之通应也。"自然界这个大宇宙与人体这个小宇宙是息息相通的，人的生理活动和心理活动与自然界建立着特殊的联系，形成了与外界环境保持阴阳动态平衡的周期节律。《素问·生气通天论》又说："苍天之气，清净则志意治，顺之则阳气固。虽有贼邪，弗能害也，此因时之序。故圣人传精神，服天气，而通神明。"意思是天气清净，人的精神也相应调和，顺从天气变化就能使阳气固密。即使有贼邪也无法侵害人体，这是适应四时气候规律的结果。所以圣人能精神专一，适应天气，而通达于神明。受老子"人法地，地法天，天法道，道法自然"观的影响，《内经》明确提出了顺时调神的原则和方法，主张养生者要顺应四时的变化规律来调形养神，"故智者之养生也，必顺四时而适寒暑，和喜怒而安居处，节阴阳而调刚柔。如是则僻邪不至，长生久视"。

《素问·四气调神大论》云："春三月，此谓发陈，天地俱生，万物以荣。夜卧早起，广步于庭，被发缓形，以使志生，生而勿杀，予而勿夺，赏而勿罚，此春气之应，养生之道也。逆之则伤肝，夏为寒变，奉长者少。夏三月，此谓蕃秀，天地气交，万物华实。夜卧早起，无厌于日，使志无怒，使华英成秀，使气得泄，若所爱在外，此夏气之应，养长之道也。逆之则伤心，秋为痎疟，奉收者少，冬至重病。秋三月，此谓容平，天气以急，地气以明。早卧早起，与鸡俱兴，使志安宁，以缓秋刑，收敛神气，使秋气平，无外其志，使肺气清，此秋气之应，养收之道也。逆之则伤肺，冬为飧泄，奉藏者少。冬三月，此谓闭藏，水冰地坼，无扰乎阳。早卧晚起，必待日光，使志若伏若匿，若有私意，若已有得，去寒就温，无泄皮肤，使气亟夺，此冬气之应，养藏之道也。逆之则伤肾，春为痿厥，奉生者少。"这段文字详细论述了一年四季的变化规律及其相应的调养形神的方法，不仅强调了不同季节应遵循的起居模式、吐纳导引、养藏方式，更是把四季的情志调摄、精神保养放在了突出位置。春生、夏长、秋收、冬藏，因四时阴阳的消长变化，人的精神调摄也需顺应时令之气。

春季谓之"发陈"，指农历正月到三月。此时万物复苏、一派生机，正是人体顺应春阳生发之气的时候。人们应该早起散步，宽衣散发，采用舒缓的方式放松形体，使心情舒畅愉悦，保持体内的生机，不要过度劳累、抑郁或发脾气，否则会伤及肝脏。夏季谓之"蕃秀"，指农历四至六月。此时阳气旺盛、万物繁荣，人应晚睡早起，运动适度，使阳气向外散发，注重心神的调养，尽量保持神清气和，不因琐事而烦扰，不大喜大悲，避免恼怒忧郁、懈怠厌倦等情绪，否则会伤心气。秋季谓之"荣平"，指农历七月至九月。此时阳气渐敛，阴气始生，万物收获，同时肃杀之气降临。人容易触景生情，产生失落惆怅的情绪。此时应以静为主，保持平常心，防止过于忧悲，收敛神气不外散，使意志安宁，以缓秋令肃杀之气对人的不利影响。若违背规律，则会损伤肺气。冬季谓之"闭藏"，指农历十月至十二月。此时阴气盛实，万物闭藏，人应保持精神意志安宁，不躁动，安静自若，少思寡欲，静谧内收，不要扰动体内阳气，否则将损伤肾脏。

《素问·四气调神论》总结说："故四时阴阳者，万物之终始也，死生之本也。逆之则灾害生，从之则苛疾不起。是谓得道。"在养生实践中，根据自然界的气候变化规律进行适当的精神调养，则可保养五脏、振奋生机，维持人与自然的和谐，从而促进身心健康。

第五章

心身疾病的中医防治

心身疾病，又称心身障碍或心理生理疾病，是指心理社会因素在发病、发展过程中起重要作用的躯体器质性疾病和功能性障碍。其发病、发展、预后、转归、预防和治疗都与心理、社会因素密切相关，是并列于躯体疾病和精神疾病的第三类疾病。心身疾病有广义和狭义之分，从广义上讲，心身疾病是指心理、社会因素在发病、发展、转归和预防过程中起重要作用的躯体器质性疾病（如原发性高血压）和躯体功能性疾病（如偏头痛）。狭义的心身疾病是指在发病、发展、转归和预防方面都与心理因素密切相关的躯体器质性疾病。所以说，心身疾病是指心理、社会因素在病因中占据主导地位，并表现为身体症状的一类疾病。这类疾病不仅影响个人的生理健康，还可能导致情绪、行为及社会功能障碍，严重时甚至威胁生命。

躯体的各个系统都可能发生心身疾病，比如说心血管系统的冠心病、原发性高血压、心肌梗死、猝死等；消化系统的消化道溃疡、慢性胃炎、过敏性结肠炎等；呼吸系统的支气管哮喘、神经性咳嗽等；内分泌系统的糖尿病、甲亢、甲减；神经系统的偏头痛、面肌痉挛等；妇产科的功能失调性子宫出血、月经失调、更年期综合征等；儿科的哮喘、神经性厌食、遗尿、口吃等；皮肤科的神经性皮炎、荨麻疹、斑秃等；眼科的原发性青光眼、眼睑痉挛；口腔科的口腔黏膜溃疡、牙周炎、心因性牙痛等；耳鼻喉科的梅尼埃病、突发性耳聋等。

心身疾病的综合治疗比单用生物学治疗效果要好。也就是说，采用心理治疗联合药物治疗比单纯药物治疗效果更好。比如说原发性高血压，如果这个人长期在高强度、快节奏的工作、生活环境中，休息、睡眠时间很少，自己常常焦虑、抑郁，这些都构成了心理、社会因素，如果把这些不良因素去除了，血压就会慢慢恢复正常。

第一节　失眠的中医防治

失眠，中医谓之"不寐"，乃心神不宁、阴阳失调所致，严重影响患者身心健康。中医防治失眠，强调辨证施治，注重整体调节，以达到阴平阳秘、精神乃治的目的。

一、概述

睡眠良好是身心健康的主要标志。失眠是指经常不易入睡，或寐而易醒，醒后不能再睡，或睡而不酣时易惊醒，甚或彻夜不眠，导致睡眠时间减少或质量下降，不能满足个体生理需要，明显影响生活质量的病证。从中医的角度看，失眠的发生可以有多种原因，常见的包括心神不宁、脏腑功能失调、阴阳失衡及气血不足。正常的睡眠依赖阴平阳秘、脏腑调和、气血充足、心神安定，阳入于阴则睡眠正常。

几千年来，历来医家对失眠的论述很多，认为失眠与感受外邪、饮食不节、情志失畅、疾病和年老有关。《内经》中有"不寐""不得卧"等论述，马王堆汉墓医书《足臂十一脉灸经》和《阴阳十一脉灸经》是最早记载失眠疾病的中医文献。1994年，国家中医药管理局颁布了《中医病症诊断疗效标准》，将失眠分为肝郁化火型、痰热内扰型、阴虚火旺型、心脾两虚型和心虚胆怯型5个证型。

二、中医学对失眠的认识

（一）失眠的病因病机

失眠的病机较为复杂，多为心脾两虚，心虚胆怯，阴虚火旺，肝郁化火，痰热内扰，胃气失和及瘀血所致，与心、肝、脾、肾、胆、胃等脏腑有关。

《中医内科学》指出，"其病位在心，但与肝、胆、脾、胃、肾关系密切。失眠虚证多由心脾两虚，心虚胆怯，阴虚火旺，引起心神失养所致。失眠实证则多由心火炽盛、肝郁化火、痰热内扰、引起心神不安所致。但失眠久病可表现为虚实兼夹，或为瘀血所致"。

临床发现，很多患者往往凌晨 3~5 点失眠，5 点以后则又睡意渐浓，且无明显并发症。此类证候常与忧愁伤肺、金不制木、君火相火兼见、克侮肺金密切相关，此乃阴阳失衡所致。中医学认为，素体阴虚，阴不敛阳，阳不入阴，或阴虚阳亢而致不寐。从阴阳五行的角度看，凌晨 3~5 点属十二时辰中的寅时，对应人体的肝经，此时肝经气血旺盛，故而失眠。

（二）失眠的临床表现

中医通过望、闻、问、切，从症状、舌苔、脉象等方面诊断失眠。

1. 阴血不足

表现为失眠多梦，心悸气短，健忘，心烦急躁，五心烦热，舌红，少苔或苔薄黄少津，脉细数。

2. **心脾两虚**

表现为失眠多梦，神疲乏力，少气懒言，纳少腹胀，面色萎黄，便溏或便秘，舌胖，色淡，苔薄白或薄黄，脉细弱。

3. 肝郁气滞

表现为失眠多梦，心烦委屈，焦虑不安，胸闷憋气，胸胁胀满，急躁易怒，舌红，苔薄黄，脉弦细。

4. 痰热内扰

表现为失眠多梦，急躁心烦，心中懊恼，胸脘痞闷，痰多，口苦，恶心欲呕，困倦，舌红，苔黄厚或黄腻，脉滑数或弦滑数。

5. 心肾不交

表现为失眠多梦，易醒，盗汗，头晕耳鸣，脑鸣，腰膝酸软，健忘，遗精或月经不调，舌红，苔薄黄，脉细数。

6. 胃气不和

表现为厌食或食后痞胀，泛恶，睡不安，大便失调，舌厚，苔黄腻，脉滑。

7. 气滞血瘀

表现为失眠多梦，入暮潮热，胸闷憋气，遇事善惊，舌边瘀斑，脉沉涩。

8. 肝郁化火

表现为失眠多梦，头痛目涩，口干口苦，烦躁易怒，小便黄，舌红，苔白或黄，脉弦虚数。

9. 阴虚火旺

表现为失眠多梦，头晕耳鸣，五心烦热，腰酸腿软，舌红少津或舌尖红，少苔，脉细数。

三、失眠的原因

（一）自身因素

行为类型研究表明，失眠患者多表现 A 型行为。A 型行为是一种情感综合征，具有攻击性、竞争性等行为倾向；有肌肉紧张、易激惹、敌意、易发怒等反应，因此 A 型行为的人较 B 型行为、M 型行为者更容易失眠。

（二）饮食因素

暴饮暴食，宿食停滞，脾胃受损而酿生痰热壅遏，痰热上扰，胃气失和而导致失眠。睡前过饱或过饥，不按时饮食，偏食，嗜食生冷、油炸食品，饮酒，睡前喝咖啡、浓茶及刺激性饮料等，均可导致脾失健运，使心神不安，而导致失眠。

（三）情志因素

随着社会的发展，人们的生活节奏加快，激烈的竞争压力和工作压力使人时刻处于精神紧张状态，焦虑、烦躁、担忧等负面情绪经常发生，从而导致失眠。

情绪失常、喜怒哀乐等情志过极亦可使脏腑功能失调而导致失眠。如与人争吵后生气，会导致肝气郁结，郁而化火，邪火扰动心神而出现失眠。受到惊吓，胆怯，心虚，神魂不安而导致失眠。

（四）疾病因素

很多精神类疾病可导致睡眠障碍，如神经症、抑郁症、精神分裂症等往往存在失眠症状。糖尿病、更年期综合征、心肌缺血性疾病、慢性阻塞性肺疾病等可导致人体内分泌和自主神经功能失调，从而引起失眠。

（五）环境因素

声音、光线、气候等也可引起失眠。但此类失眠多为暂时性的，外界环境改善后，失眠随之消失。

（六）其他因素

研究表明，失眠与年龄、性别、职业存在相关性。失眠患者中女性高于男性、上班族高于退休人员、年迈者高于年轻人、脑力劳动者高于体力劳动者。究其原因：主要与女性更年期及经、带、胎、产等生理因素及内分泌因素有关，加之事业、家庭双重压力，从而导致失眠的发生。上班族工作压力大，经常熬夜加班，日积月累，从而导致

失眠的发生。年迈之人心血不足，不能濡养心神，而导致
失眠的发生。

四、中医防治失眠的方法

中医治疗失眠有多种疗法，如中药汤剂、针刺、艾
灸、推拿、穴位贴敷、拔罐等。

（一）中药汤剂

古人治疗失眠提出了许多方法。如《灵枢·邪客篇》
云："补其不足，泻其有余，调其虚实，以通其道而去其
邪，饮以半夏汤一剂，阴阳已通，其卧立至。"汉代张仲
景在《伤寒论·辨少阴病脉证并治》中说："少阴病，得
之二三日以上，心中烦，不得卧，黄连阿胶汤主之。"《金
匮要略·血痹虚劳病脉证并治》曰："虚烦虚劳不得眠，
酸枣仁汤主之。"唐代孙思邈《千金翼方》记载了丹砂、
琥珀等重镇安神药，并在半夏秫米汤的基础上拟用温胆
汤等治疗大病后虚烦不眠。明代张介宾提出"饮浓茶则
不寐"。明代李中梓则更详细地指出，不寐之故，大约有
五：一曰气虚，六君子汤加酸枣仁、黄芪；一曰阴虚，血
少心烦，酸枣仁一两，生地黄五钱，米二合，煮粥食之；
一曰痰滞，温胆汤加南星、酸枣仁、雄黄末；一曰水停，

轻者六君子汤加菖蒲、远志、苍术，重者控涎丹；一曰胃不和，橘红、甘草、石斛、茯苓、半夏、神曲、山楂之类。中药汤剂治疗各型失眠，具有安全、有效、副作小等优点。

古今医者治疗失眠多注重以下几个方面。一是在辨证的基础上，安神镇静。安神又分重镇安神和养心安神，重镇安神常用朱砂安神丸、磁朱丹，养心安神常用天王补心丹、酸枣仁汤、甘麦大枣汤等，使用重镇安神治疗多注重健脾。二是调整脏腑阴阳气血，如补益心脾的归脾汤、滋阴降火的黄连阿胶汤、交通心肾的交泰丸、疏肝养血的酸枣仁汤加柴胡、益气镇惊的安神定志丸、化痰清热的清火涤痰汤、和胃化滞的保和丸等。三是注意情绪调节，缓解紧张情绪，保持精神舒畅。四是养成良好的生活习惯，顺四时而调起居。

1. 心脾两虚兼积热型

证候：失眠多梦，头晕，耳鸣，心悸，健忘，神疲乏力，四肢倦怠，面色少华，口苦口臭，或口唇疱疹。舌质淡红，苔薄白或薄黄，脉细弱。

方药：归脾汤合酸枣仁汤、栀子豉汤加减。

组成：黄芪30g，党参12g，白术12g，当归12g，茯神20g，制远志9g，炒酸枣仁20g，木香6g，龙眼肉12g，川芎6g，知母10g，栀子10g，淡豆豉30g，首乌藤30g，甘草6g。

2. 阴虚内热型

证候：失眠多梦，头晕耳鸣，心悸不宁，或神志恍惚，心烦潮热，纳呆，口苦口干，小便短赤。舌红，少苔，脉细数。

方药：百合地黄汤合百合知母汤加减。

组成：百合30g，生地黄30g，知母10g，北沙参30g，麦冬20g，石斛15g，炒酸枣仁20g，莲子心3g，陈皮6g，甘草6g。

3. 痰热扰心型

证候：心烦失眠，噩梦纷纭，胸闷脘痞，头重泛恶，口苦口臭，嗳气频频，小便不利，时有谵语。舌苔黄腻，脉滑数。

方药：柴胡加龙骨牡蛎汤加减。

组成：北柴胡20g，清半夏20g，人参10g，黄芩15g，胆南星10g，龙骨30g（先煎），牡蛎30g（先煎），茯苓20g，桂枝10g，大黄6g，僵蚕10g，蝉蜕10g，磁石30g（先煎），甘草6g。

4. 肝郁脾虚型

证候：失眠多梦，郁郁不乐，胸闷脘胀，两胁作痛，恶心纳呆。舌质淡红，边有齿痕，脉弦细。

方药：小柴胡汤合当归芍药散加减。

组成：北柴胡20g，黄芩12g，党参15g，清半夏20g，当归15g，白芍15g，川芎10g，茯苓20g，炒白术12g，炒枳实10g，合欢花10g，玫瑰花10g，柏子仁30g，甘草6g。

5. 痰湿偏盛、脾胃不和型

证候：失眠多梦，心悸善惊，耳鸣健忘，腰膝酸软，心烦口干。舌质红，苔黄少津，脉细数。

方药：黄连阿胶汤加减。

组成：清半夏30g，高粱米30g，茯苓15g，茯神15g，陈皮10g，炒莱菔子10g，木香6g，砂仁6g，连翘12g，炒山楂12g，炒六神曲12g。

6. 肝肾亏虚、虚火上扰型

证候：失眠多梦，心悸善惊，耳鸣健忘，腰膝酸软，心烦口干。舌质红，苔黄少津，脉细数。

方药：黄连阿胶汤加减。

组成：黄连10g，黄芩10g，阿胶6g（烊冲），白

芍15g，生地黄30g，柏子仁20g，肉桂3g，鸡子黄2枚
（冲服）。

7. 心胆气虚型

证候：心烦多梦，胆怯心悸，短气自汗，神疲乏力。
脉弦细。

方药：桂枝加龙骨牡蛎汤合保元汤加减。

组成：人参10g，黄芪30g，桂枝12g，白芍12g，
龙骨30g（先煎），牡蛎30g（先煎），制远志10g，茯苓
20g，生姜10g，大枣15，炙甘草10g。

8. 瘀血内阻型

证候：失眠多梦，头痛如刺，面色黧黑。舌暗红，或
有瘀点，或舌下脉络青紫，脉沉滞。

方药：桂枝茯苓丸合下瘀血汤加减。

组成：桂枝15g，茯苓20g，牡丹皮10g，赤芍12g，
桃仁12g，红花10g，当归15g，生地黄20g，酒大黄6g，
土鳖虫6g，川牛膝15g，甘草6g。

（二）针刺疗法

针刺治疗失眠主要是调节经脉，安神利眠。主穴为印
堂、四神聪、安眠、神门、照海、申脉。根据失眠辨证，对
其配穴治疗效果较好。失眠与脑关系密切，故治疗失眠多选

取头部穴位。另外，耳穴贴压、毫针刺对失眠也有效果。

（三）艾灸疗法

艾灸疗法是利用艾叶制成的艾条、艾炷等通过热力及药力刺激人体穴位或特定部位，以调整人体紊乱的生理功能，达到治疗疾病的目的。艾灸具有舒筋通络、补虚助阳等功效。可将党参、黄芪、白术、陈皮、当归、远志、甘草各3g，混合研为细末，铺于任脉，可用于心脾两虚型失眠。

（四）推拿疗法

推拿疗法是指运用各种手法，对身体某些部位进行按摩治疗的方法，常用手法有一指禅、推、揉、抹、按、拿等。治疗失眠可选印堂、神庭、睛明、攒竹、太阳、角孙、风池、心俞、肝俞、脾俞等穴位。如心肾不交，当疏通督脉、潜阳安神，用点、按、揉等推拿手法刺激心俞、肾俞，与至阳、命门配合使用。至阳穴为督脉阳气最盛之处，命门穴为督脉经气之所发，引督脉阳气通达五脏，泻南补北，调和心肾，防止情志过极，从而改善睡眠状态。

（五）穴位贴敷

穴位贴敷又称外敷法，是指将药物研磨为细末，用液体调成糊状，贴敷在穴位上，通过皮肤对药物的吸收和刺激腧穴以达到治疗疾病的一种方法。采用穴位贴敷法治疗失眠效果较好。如睡前30分钟将药物敷于脐部，8小时后揭下，7天为1个疗程。常用穴位有三阴交、涌泉、照海、内关穴等。

（六）拔罐

拔罐对痰热内扰引起的失眠具有较好的作用，有助于去除火气和湿气，改善睡眠症状。可采用留罐法，患者取仰卧位，在印堂穴、太阳穴、中脘穴、气海穴、关元穴、内关穴、足三里穴、三阴交穴、太冲穴采用留罐法，留罐10~15分钟。也可采用走罐法，即在背部督脉及其两侧的足太阳膀胱经内侧循行线采用走罐法。每周2~3次，10次为1个疗程。

第二节　头痛的中医防治

头痛是常见病证之一，中医学认为，头痛多因外感风邪、情志失调、饮食不节或体虚久病所致，治疗头痛需辨证施治，注重整体调节与预防。

一、概述

头痛为自觉症状，是指由于外感与内伤，致使脉络拘急或失养，清窍不利所引起的以头部疼痛为主要临床特征的疾病。头痛既是一种常见病证，也是一个常见症状，可以发生于多种急慢性疾病过程中，有时亦是某些相关疾病加重或恶化的先兆。

中医将头痛分为外感头痛和内伤头痛。外感头痛多因感受外邪而引起经络阻塞所致，内伤头痛多因气血不畅所致。

近年来头痛的发病率呈上升趋势，尤其偏头痛，发病率达到5%。流行病学调查结果显示，我国头痛的患病率为985.2/10万，30岁以下发病者逐年增长，男女患病比例约为1∶4。

对于头痛，殷商甲骨文就有"疾首"的记载，《内经》称头痛为"脑风""首风"。《素问·风论》认为，头痛乃风寒之邪上犯于头而致。《素问·五脏生成》提出，头痛的病机乃"下虚上实"。汉代《伤寒论》在太阳病、阳明病、少阳病、厥阴病篇中详细论述了外感头痛的辨证论治。隋代《诸病源候论》已认识到"风痰相结，上冲于头"可致头痛。宋·《三因极一病证方论》对内伤头痛有较深入的认识，认为"有气血食厥而疼者，有五脏气郁厥而疼者"。金元以后，对头痛的认识日臻完善。《东垣十书》指出，外感与内伤均可引起头痛，根据病因和症状不同而有伤寒头痛、湿热头痛、偏头痛、真头痛、气虚头痛、血虚头痛、气血俱虚头痛、厥逆头痛等，并补充了太阴头痛和少阴头痛，为头痛分经用药奠定了基础。《丹溪心法》认为头痛多因痰与火。《普济方》认为："气血俱虚，风邪伤于阳经，入于脑中，则令人头痛。"明代《古今医统大全·头痛大法分内外之因》对头痛病进行了总结："头痛自内而致者，气血痰饮、五脏气郁之病，东垣论气虚、血虚、痰厥头痛之类是也；自外而致者，风寒暑湿之病，仲景伤寒、东垣六经之类是也。"《证治准绳·头痛》云："医书多分头痛、头风为二门，然一病也，但有新久去留之分耳。浅而近者名头痛，其痛卒然而至，易于解散速安也；深而远者为头风，其痛作止不常，愈后遇触复发也，皆当验其邪所从来而治之。"

内伤头痛多因肝、脾、肾三脏病变及气血失调所致，如肝气郁结，肝火上扰，肾阴不足，肝阳上亢，脾虚失健，痰浊内生，以及久病，产后或失血过多，营养亏虚等。此外还有紧张性头痛、丛集性头痛、慢性阵发性偏头痛等。

二、中医学对头痛的认识

头痛以内伤所致者多见，病因涉及肝、脾、胃诸脏。因于肝者，主要是肝阳上扰、肝火上炎；或肝气郁滞，气郁化火；或肝血不足，脉络失养等而引致头痛。因于脾胃者，多由饮食失节，脾失健运，痰湿内生，阻遏清阳所致；或由脾胃虚弱，化生气血不足，导致脑失所养而成。另外，六淫之邪外袭，稽留不去，导致气血逆乱，络道阻遏，亦可发生头痛。

三、头痛的原因

引起头痛的原因有很多，既可以是原发的疾病（偏头痛、紧张型头痛或丛集性头痛），也可能是一些疾病的继发症状，有时候可能找不到病因。虽然大部分头痛是良性，而且常常病因不明，但某些继发性头痛可能相当严重，有时甚至危及生命。引起头痛的常见原因有以下几种。

1. 生理因素

例如，女性的月经期、更年期及妊娠期，因内分泌水平波动会引起头痛。

2. 环境因素

环境的改变，如海拔高度的突然变化也可引起头痛。

3. 生活方式

不规律的睡眠或睡眠不足、精神压力过大、饮食不规律都可能引起头痛。

4. 药物因素

一些药物，如硝酸酯类药物，会引起头痛。

5. 头部疾病

例如，脑出血、蛛网膜下腔出血、脑膜炎、脑震荡、颅内肿瘤、脑梗死等疾病会引起头痛。

6. 全身性疾病

如新型冠状病毒感染、颈椎病、青光眼、感冒、高血压、酒精中毒等疾病也会引起头痛。

四、中医防治头痛的方法

中医防治头痛主要有以下方法。

（一）情志调摄

中医学认为，七情过极会伤人致病，情绪波动过大会导致肝气郁结，气血不畅，从而引发头痛。因此在日常生活中，我们要保持心情舒畅，避免情绪波动过大，以预防头痛的发生。

（二）饮食调理

中医学认为，饮食不节会损伤脾胃，脾胃虚弱会导致气血生化不足，从而引发头痛。因此，在日常生活中，我们需要注意饮食健康，避免过食油腻、辛辣、生冷的食物。

（三）起居调摄

中医学认为，起居失常会导致疾病的发生。作息不规律，会使阴阳失衡，从而引发头痛。因此，在日常生活中要保持作息规律，避免熬夜、过度劳累。

（四）适度运动

中医学认为，运动有助于气血流通，增强体质，预防头痛。常见的运动方式有太极拳、八段锦等。

（五）针灸治疗

针灸治疗头痛，不仅可以疏通血脉，还可以调节气血，平衡阴阳，大大提高治疗效果。针灸治疗可选百会、风池、太阳、曲池、合谷等穴。

采用针灸治疗时要辨清虚实，分清是内伤头痛还是外感头痛，有针对性地进行治疗。外感头痛要注重祛风通络止痛，内伤头痛要注重滋养脑髓通络。需要注意的是，治疗时需注意季节变化，治疗期间严格控制饮食，不食海鲜、公鸡等。

（六）辨证治疗

中医学将头痛分为肝阳头痛、痰浊头痛、瘀血头痛、肾虚头痛、血虚头痛、气虚头痛等，疼痛多表现为隐痛、空痛等，遇劳、受风或情志刺激常易发作，且时作时止。

1. 肝经郁滞

证候：头顶部痛，情绪变化加剧，或伴胁肋不适，烦躁易怒，或伴干呕，或呕吐涎沫等。

方药：柴胡疏肝散加味。

组成：柴胡10g，枳壳10g，白芍10g，甘草6g，香附10g，青皮10g，川芎10g，藁本10g，羌活10g。恶心，呕吐涎沫，可用吴茱萸汤。吴茱萸10g，党参10g，生姜10g，大枣8枚（掰）。

2. 风寒湿侵

证候：后头痛，怕风，颈项强急，肢体酸痛等。

方药：九味羌活汤。

组成：羌活10g，防风10g，苍术10g，细辛6g，川芎10g，白芷10g，生地黄10g，黄芩10g，甘草6g。

3. 阳明经头痛

证候：头部前额疼痛，甚则连及眉梢，目不能睁，头不能抬。

方药：升麻葛根汤加味。

组成：升麻8g，葛根10g，芍药12g，白芷10g，甘草8g。

4. 胆经不和

证候：两侧或左右头痛，或痛引眼目，或伴恶心。

方药：小柴胡汤加减。

组成：柴胡15g，黄芩10g，半夏10g，党参10g，炙甘草10g，生姜6g，红枣5枚（掰）。

5. 痰浊壅盛

证候：头闷痛，或伴恶心欲呕。舌苔白腻。

方药：导痰汤加味。

组成：法半夏10g，陈皮10g，茯苓10g，胆南星6g，枳实10g，石菖蒲10g，远志10g，僵蚕10g，甘草6g。

6. 肾精不足

证候：头脑空痛，疲劳则甚，身倦无力，腰膝酸痛。

方药：左归饮加味。

组成：熟地黄 10g，山茱萸 10g，山药 10g，茯苓 10g，枸杞子 10g，菟丝子 10g，肉苁蓉 10g，炙甘草 6g。

7. 阴血亏虚

证候：头部拘急疼痛，伴头目昏瞀。舌苔薄，脉细或弦细等。

方药：四物汤加味。

组成：生地黄 12g，当归 10g，白芍 10g，川芎 5g，玉竹 10g，肉苁蓉 10g，玄参 10g，菊花 10g，石决明 15g（先煎）。

8. 血凝气滞

证候：头痛剧烈，有时牵引牙齿及项背疼痛，遇寒易发作。

方药：乌头赤石脂丸。

组成：制乌头 5g，炮附子 5g，蜀椒 10g，干姜 10g，赤石脂 10g。

第三节　痛经的中医防治

中医学认为，痛经多由气血不畅或脏腑功能失调所致，治疗需注重整体调理和个性化治疗，通过中药、针

灸、艾灸等多种手段的综合运用，以及饮食、运动和心理
的全方位调理，达到缓解痛经、恢复健康的目的。

一、概述

痛经为最常见的妇科疾病，是指行经前后或月经期
出现下腹疼痛、坠胀，伴腰酸或其他不适症状，严重影响
生活质量的病证。痛经可分为原发性痛经和继发性痛经两
类：原发性痛经即指从初潮开始便有，不伴有盆腔器质
性病变；继发性痛经指伴有盆腔器质性病变。痛经好发于
15～25岁及初潮后的6个月至两年内。

痛经表现为月经来潮前有乳房胀痛、腰酸腰痛的情
况，或月经来潮前几个小时下腹部有剧烈的痉挛性疼痛，
持续时间较长，患者会出现恶心、冷汗、面色苍白、呕吐
等症状。有的患者经前会有腹痛，但月经来潮之后疼痛会
渐渐消失。有的则行经期间依然伴有强烈腹痛，且持续时
间较长，在第一天尤为严重，疼痛会放射至腰骶部。

轻微的痛经不会影响工作和生活，也不会有全身症
状，严重的痛经会影响工作和生活，并伴有全身性症状表
现，需服止痛药方可缓解。痛经患者往往伴有失眠症状，
疼痛剧烈还会诱发一系列身体表现，如头晕、头痛、胃

痛、腰骶疼痛、全身无力、手脚冰凉等。

二、中医学对痛经的认识

从痛经病名上看,东汉张仲景在《金匮要略》中提出"妇人腹中痛、妇人腹中诸疾痛、妇人腹中血气刺痛",所论内容与痛经相近。巢元方的《诸病源候论》中有"妇人月水来腹痛"的描述,之后痛经更有"经行腹痛、经期疼痛、经来腹痛、经前腹痛、经来胁气痛、杀血心痛"等多种称谓,直到清代,徐大椿提出"痛经"这一病名,并沿用至今。中医学认为,原发性痛经的发生与冲任、胞宫的周期性生理变化密切相关。正如《素问·上古天真论》所云"女子二七而天癸至,任脉通,太冲脉盛,月事以时下",说明月经来潮与冲任二脉有关。因胞宫的主要功能为孕育胎儿和产生月经,故针灸又有"一源三歧"之说,即奇经八脉中督脉、任脉、冲脉皆起于胞中,同出于会阴,故痛经发生时必然会影响冲任二脉及胞宫的功能。《金匮要略·妇人杂病脉证病治》曰:"带下,经水不利,少腹满痛,经一月再见者,土瓜根散主之。"中医学认为,痛经的发生与情志因素、食饮不节、起居不慎或六淫为害等有关,正如《傅青主女科》中所言:"妇人有经前腹痛数日，而后经水行者，其经来多是紫黑块……夫肝属木，其中有火，舒则通畅，郁则不扬，经欲行而肝不应，则抑拂其气而疼生。"可见，情志不疏可致肝郁气滞，进而引发痛经。同时，六淫为害亦能引发痛经。六淫即风、寒、暑、湿、燥、火六种外感病邪。当人体正气不足时，六淫之邪易侵袭人体。其中，寒邪和湿邪对女性胞宫的影响尤为明显。寒邪凝滞，易使气血运行不畅；湿邪重浊黏滞，易阻滞气机。若经期感受寒邪或湿邪，可致胞宫气血瘀滞，引发痛经。如《妇人大全良方》记载："妇人月水来腹痛者，由劳伤血气，以致体虚，受风冷之气客于胞络，损冲任之脉。"

中医学认为，痛经的病因病机主要包括气滞血瘀、寒凝血瘀、湿热瘀阻、气血虚弱、肝肾亏损、阳虚内寒等，乃不通则痛、不荣则痛。

1. 气滞血瘀

因抑郁或忿怒伤肝，肝郁气滞，血行瘀阻，冲任胞脉受阻，血行不畅，"不通则痛"。

2. 寒凝血瘀

经前及经期气血下注冲任，若经期冒雨涉水，或感寒饮冷，寒客冲任胞宫，血为寒凝，"不通则痛"。

3. 湿热瘀阻

素体湿热内蕴，或经期、产后感受湿热之邪，与血搏结，稽留冲任，蕴结胞中，气血不畅，"不通则痛"。

4. 气血虚弱

素体气血不足，或脾虚气血化源不足，或大病久病耗伤气血，经后冲任气血更虚，胞脉失养，"不荣则痛"。

5. 肝肾亏损

素禀肾虚，或房劳多产伤肾，或久病耗伤精血，导致肝肾不足，精血亏少，经后精血更亏，胞脉失于濡养，"不荣则痛"。

6. 阳虚内寒

素禀阳虚，阴寒内盛，冲任、胞宫失于温煦，寒凝血脉，使经血运行迟滞，发为痛经。

三、痛经的原因

（一）子宫内膜异位

子宫内膜异位与经血逆流、炎症刺激等因素有关。子宫内膜在子宫体腔以外的位置，会影响宫腔内血液循环，月经来潮期间，子宫内膜脱落而导致痛经，并可伴有月经紊乱、心绞痛等。

（二）子宫息肉

子宫息肉多为雌激素水平异常升高、反复炎症刺激等导致。子宫内组织异常增生而形成息肉，会引发月经期子宫内膜异常剥脱、血液排出障碍，导致痛经并伴有月经量增多、经期延长等症。

（三）妇科疾病

盆腔炎、子宫内膜炎、盆腔淤血综合征、宫颈癌等也可导致痛经的发生。

（四）不良生活习惯

经前吃大量辛辣、生冷食物，或长期熬夜、劳累、腹部受凉等都会对子宫产生刺激，影响子宫内血管收缩而引发痛经。

（五）其他病证

有的患者月经来潮期间会生成大量的前列腺素，从而引起子宫刺激性收缩，导致宫腔缺氧、缺血而引起痛经。有的患者子宫发育不良也会影响经血排出，血液淤积在宫腔内而导致痛经。青春期女性因身体发育，对钙的需求量增加，而月经期血钙流失，会加重缺钙状态，影响神经肌肉功能，导致子宫壁异常收缩、痉挛而疼痛，并可伴有肢体抽搐、无力、关节疼痛等。

四、中医治疗痛经的方法

（一）内治法

内服中药因具有疗效显著、价格相对较低、副作用小等优点，在治疗痛经方面得到广泛应用。

1. 气滞血瘀证

证候：经前或经期小腹胀痛拒按，经血量少，行而不畅，血色紫暗有块，块下痛暂减；乳房胀痛，胸闷不舒。舌质紫暗或有瘀点，脉弦。

方药：膈下逐瘀汤。

组成：炒五灵脂6g，当归9g，川芎6g，桃仁（研泥）9g，牡丹皮6g，赤芍6g，乌药6g，延胡索3g，甘草9g，香附4.5g，红花9g，枳壳4.5g。

2. 寒凝血瘀证

证候：经前或经期小腹冷痛拒按，得热痛减；月经愆期，量少，色暗有瘀块；面色㿠白，肢冷畏寒。舌暗，苔白，脉沉紧。

方药：温经散寒汤。

组成：当归12g，川芎10g，生白术10g，紫石英30g（先煎），胡芦巴10g，炒五灵脂12g，川楝子10g，延胡索12g，制香附10g，小茴香6g，艾叶6g。

3. 湿热瘀阻证

证候：经前或经期小腹疼痛或胀痛不适，有灼热感，或痛连腰骶，或平时小腹疼痛，经前加剧；经血量多或经期长，色暗红，质稠或夹较多黏液；平素带下量多，色黄质稠有臭味；或伴低热，小便黄赤。舌质红，苔黄腻，脉滑数或弦数。

方药：清热调血汤加减。

组成：牡丹皮10g，当归10g，白芍10g，生地黄10g，川芎10g，红花10g，桃仁10g，黄连9g，败酱草12g，车前子10g，薏苡仁20g。

4. 气血虚弱证

证候：经期或经后小腹隐隐作痛，喜按，或小腹及阴部空坠不适；月经量少，色淡。四肢乏力，体倦神衰。面色无华，头晕心悸，神疲乏力。舌质淡，脉细无力。

方药：圣愈汤。

组成：生地黄20g，熟地黄20g，白芍15g，川芎8g，潞党参20g，当归15g，黄芪18g。

5. 肾气亏损证

证候：经期或经后1~2天内小腹绵绵作痛，伴腰骶酸痛；经色暗淡，量多或少，质稀薄；头晕耳鸣，面色晦暗，健忘失眠。舌质淡红，苔薄，脉沉细。

方药：益肾调经汤。

组成：杜仲9g，川续断9g，熟地黄9g，当归6g，炒白芍9g，益母草12g，焦艾9g，巴戟天9g，乌药9g。

6.阳虚内寒证

证候：经期或经后小腹冷痛，喜按，得热则舒，经量少，经色暗淡，腰膝酸软，小便清长。舌淡胖，苔白润，脉沉。

方药：温经汤。

组成：吴茱萸9g，麦冬（去心)9g，当归6g，芍药6g，川芎6g，人参6g，桂枝6g，阿胶6g，牡丹皮6g，生姜6g，甘草6g，半夏6g。

（二）外治法

中医治疗痛经的外治法主要有针刺疗法、耳针、穴位注射、艾灸、穴位埋线、穴位贴敷、耳穴贴压等。

1.针刺疗法

（1）气滞血瘀型　取穴气海、中极、归来、三阴交等穴。

（2）寒湿阻滞型　取关元、归来、大赫、足三里等穴。

（3）气血虚弱型　取气海、秩边、八髎、关元、足三里等穴。

2.耳针疗法

（1）取子宫、肾、肝、交感、神门、外生殖器、脑、腰骶椎等穴，贴压治疗。

（2）放血结合耳压疗法：耳穴选内生殖器、神门、内分泌、皮质下等穴，按压王不留行籽，用于气滞血瘀型原发性痛经。

3.穴位注射法

取关元、三阴交行穴位注射，气滞血瘀型予复方丹参注射液，寒湿凝滞型予复方当归注射液，同时配合艾灸中极、关元、归来、子宫等穴位。

4.艾灸疗法

痛经一般选择灸下腹部关元、气海、中极、子宫等穴。关元穴位于肚脐下3寸，气海穴位于关元穴和肚脐的中点，中极穴位于肚脐下4寸及关元穴再往下一指处，子宫穴位于中极穴旁开3寸。也可选加灸足三里、三阴交等穴。

5. 穴位埋线

于经前3~7天进行穴位埋线，1个月1次，连续3个月为1个疗程。选取气海、关元、双侧三阴交等穴，治疗寒凝血瘀型痛经。

6. 隔药灸法

选用鹿茸、香附、肉豆蔻、补骨脂、木香、当归、川芎、乌药、小茴香、冰片各等份研末，密封储存备用。患者取仰卧位，暴露腹部，在神阙穴用2%碘酊搽拭，再用75%酒精脱碘，务必将脐中污垢彻底清除，避免感染。填入药末，脐周以长条状面团环绕，以防烫伤。在药末上放圆锥形艾炷点燃，连灸3~5壮，以患者感到有热气向脐内渗透并扩散至下腹部为宜。每日灸1次，经前1周至经期第3日止，10次为1个疗程，连续3个疗程。

7. 穴位贴敷法

将制南星、三棱、莪术、冰片按3：3：3：1的比例研成粉末，加甘油调成药膏。取任脉经穴中极、关元、气海，贴敷。月经来潮前1周开始贴敷，每日1次，每次6~8小时。月经来潮后第3天停用，3个月经周期为1个疗程。

8.耳穴贴压法

主穴：内生殖器、内分泌、肝、肾、神门、交感区。
配穴：伴恶心呕吐，加胃穴；伴头痛、头晕，加枕穴；伴气血不足乏力，加脾穴。用碘伏或75%酒精局部常规消毒，将王不留行籽或磁珠贴在敏感点上。嘱患者每日按压5～7次，每次10～20下，强度以局部有酸、麻、胀、痛感为佳。经前3～5天贴压一侧耳穴，疼痛重者可取双侧，隔日换1次贴膏，经期结束停止，连续3～5个月经周期。

第四节　高血压的中医防治

高血压是常见的心血管疾病，中医学认为，高血压的根本原因在于"阴阳失调"，而"内风、痰浊、瘀血"是其表象。中医治疗高血压注重辨证施治，整体调节，采用多种手段综合干预，以使患者体内阴阳平衡，脏腑功能正常，从而达到降压目的。

一、概述

高血压是指以体循环动脉血压（收缩压和／或舒张压）增高为主要特征（收缩压≥140mmHg，舒张压

≥90mmHg），可伴有心、脑、肾等器官的功能或器质性
损害的临床综合征。高血压是最常见的慢性病，也是心脑
血管病最主要的危险因素。正常人的血压随内外环境变化
在一定范围内波动。近年来，人们对心血管疾病的认识不
断深入，高血压的诊断标准也在不断调整。不同患者的高
血压管理目标不同，医生需根据患者的具体情况判断其合
适的血压范围，从而采取针对性的治疗措施。

二、中医学对高血压的认识

高血压或高血压病是西医病名，中医古籍中并无此
病名。本病属中医学"头痛""眩晕"等范畴，并与"心
悸""胸痹""中风"等有一定关系。发病原因为机体阴阳
失调，复加长期精神紧张，忧思恼怒或过食肥甘厚味，而
致心肝阳亢或肝肾阴虚，两者互为因果，并可发生化火动
风、生痰等生理变化。一般早期偏于阳亢者多，中期多阴
虚阳亢、虚实错杂，后期多见阴虚，甚者阴伤及阳或以阳
虚为主。

在中医看来，血压的形成是在人体阳气的推动下，由
心脏搏动循环于脉中的血液对经脉的充盈现象，表现为脉
搏的和缓有力、面色红润。营血的虚实变化和卫气的运行

状态皆可影响血压的变化。血压高则血脉壅实，血压低为气血亏虚不能充盈血脉，脉中营血不足。高血压病早期有头痛、头晕、头胀、耳鸣、心悸、失眠等表现，后期除上述症状外，还可累及心、脑、肾等脏器。中医学认为，本病的病因病机主要是情志失调、机体阴阳平衡失调，加之长期精神紧张，忧思恼怒，或过嗜酒辣肥甘，内伤虚损，而致心肝阳亢或肝肾阴虚，而发生化火动风生痰等生理变化。病位在肝肾，又互为标本。

中医将高血压分为不同证型：肝火上炎证以头晕胀痛、面红目赤、烦躁易怒为主症，兼见耳鸣、胁痛口苦、便秘溲黄等，舌红，苔黄，脉弦数；痰湿内阻证以头重如裹为主症，兼见胸脘痞闷、纳呆恶心、呕吐痰涎、身重困倦、少食多寐等，苔腻，脉滑；瘀血内阻证以头痛如刺、痛有定处为主症，兼见胸闷心悸、麻木、夜间尤甚等，舌质暗，脉弦涩；阴虚阳亢证以眩晕、耳鸣、腰酸膝软、五心烦热为主症，兼见头重脚轻、口燥咽干、两目干涩等，舌红，少苔，脉细数；肾精不足证以心烦、耳鸣、腰酸为主症，兼见心悸健忘、失眠梦遗、口干口渴等，舌红，脉细数；气血两虚证以眩晕时作、短气乏力、口干心烦为主症，兼见面色㿠白、自汗或盗汗、心悸失眠、纳呆、腹胀便溏等；冲任失调证以月经来潮或更年期前后出现头痛、头晕为主症，兼见心烦、失眠、胁痛、全身不适等。

三、高血压的原因

中医学认为，高血压的发病与体质因素、情志因素和生活不规律等有密切关系，以体质和情志因素更为重要。

（一）体质因素

很多高血压患者与先天禀赋有关。人体禀赋来源于父母，男女媾精，形成胚胎，发育成形，所以子女的体质情况与父母先天之精的质量有密切的关系。具有高血压家族史的患者，体质多属肝肾阴虚、肝阳亢盛型。

从体形上看，高血压患者多见于两种体形。一种形体消瘦，这种患者多急躁易怒，面色红赤，属肝肾阴虚、肝阳上亢体质。另一种形体丰腴，这种患者多脾气虚，多痰湿，风痰相煽，导致血压升高。

（二）情志因素

情志因素是高血压发病的第二位因素。中医历来重视情志与发病的关系，人的情志变化过于激烈，超过人体脏腑的调节能力就会发病。如人在盛怒之下，肝气上逆，血随气升；又如过喜、过悲、过忧，或受到惊吓等也会引起脏腑功能失调，心、肝、胆等脏腑功能受扰。肝脏受扰，可导致肝气郁结，或肝阳上亢；心脏受扰，可见心肝火盛、心火亢盛、心肾不调等，从而导致诸脏气血失调，引发高血压。另外，精神长期高度紧张，心肝两脏受累，也会引起高血压。

（三）生活不规律

生活不规律同样可以引起脏腑气血阴阳的变化，而导致高血压的发生。过劳可损伤人体正气，尤其是肝、脾、肾气血阴阳失调，脾虚易生痰湿，风痰上扰，肝肾不足，肝阳上亢导致高血压的发生；中年以后肾精渐亏，如果房事无节制，则会耗损肾精，导致阴亏阳亢，而引发高血压；生活过度安逸，缺乏运动，气血滞涩不畅，脾气不运，饮食失节也可导致高血压的发生。

四、中医防治高血压的方法

中医治疗高血压以调节脏腑气机为主，高血压常见的证型是肝阳上亢、肝气郁结、肝经湿热、脾虚痰湿，或痰热阻络、肾阴不足，或阴阳失调。痰湿与肝脾有关，多因忧思气郁，或嗜食肥甘醇酒所致。血瘀多由心肝受损引起，常见五志过极而致气机不畅，因此治疗的重点在心和肝。

（一）辨证施治

1. 风阳上亢

证候：头晕目眩，头胀头痛，颠顶掣痛，面赤红，耳鸣烦躁，口干口苦。舌红，苔薄黄，脉弦数。

方药：息风潜阳方。

组成：钩藤15g（后下），罗布麻叶15g，决明子12g，野菊花10g，天麻10g，玄参10g，车前草10g，珍珠母30g（先煎）。

加减：肢麻不利，加臭梧桐、豨莶草；头晕痛甚，加白蒺藜、蝉蜕；面红、目赤、鼻衄、便结，加龙胆草、山栀子、大黄。

2. 痰火上扰

证候：头晕重痛，咳吐黏痰，胸闷，神烦善惊，身重肢麻，语謇多涎，口干苦或黏。舌尖红，苔黄腻，脉弦滑数。

方药：清火化痰方。

组成：竹沥半夏10g，炒黄芩10g，炒僵蚕10g，海藻10g，胆南星6g，夏枯草12g，牡蛎30g（先煎），泽泻15g。

加减：素体痰湿，郁而化火，上扰清空，心烦多梦，加黄连、莲子心、茯神；神情异常，加郁金、天竺黄；胸闷、痰多、便秘，加瓜蒌子。

3. 气血不和

证候：头痛头昏，痛如针刺，面色暗红，时而烘热，胸部紧压感或刺痛感，肢体窜痛或麻，月经不调。舌质暗或有瘀斑瘀点，脉涩或结代。

方药：调和气血方。

组成：丹参12g，大蓟15g，小蓟15g，代赭石15g，川芎10g，怀牛膝10g，生槐米10g，广地龙10g。

加减：头昏明显，加白蒺藜；颈项强急，加葛根；胸闷胸痛，加瓜蒌皮、姜黄；肢麻不利，加鸡血藤、红花；胸胁胀满或窜痛，加柴胡、青木香。

4. 肝肾阴虚，肝阳上亢

证候：头晕头痛，目涩视糊，耳鸣，遇劳肢麻，腰酸腿软。舌红，少苔，脉细弦或细数。

方药：滋阴柔肝方。

组成：生地黄12g，制首乌12g，桑寄生12g，枸杞子10g，女贞子10g，白菊花10g，白蒺藜10g，生石决明30g（先煎）。

加减：目眩，面色潮红，加牡蛎、鳖甲；烦热，加知母、黄柏；肢麻，加白芍；失眠多梦，加酸枣仁、阿胶。

5. 阴阳两虚

证候：头目昏花，面白少华，间有烘热，神疲气短，腰酸腿软，足冷，夜尿频多。舌体胖大，舌质淡红或淡白，脉沉细。

方药：温养肝肾方。

组成：淫羊藿10g，肉苁蓉10g，当归10g，熟地黄12g，枸杞子12g，杜仲12g，磁石20g（先煎），黄柏5g。

加减：头昏目花，加沙苑子；心悸气短，加黄芪、五味子；倦怠，大便不实，加党参、山药；足肿，加制附子、白术。

（二）针灸疗法

1. 体针法

取百会、曲池、合谷、太冲、风池等穴。

加减：①肝火亢盛：加阳陵泉、足临泣、行间；头晕、头痛、目胀，加太阳、头维；耳鸣加听宫、翳风。②阴虚阳亢：加行间、太溪、照海、三阴交、涌泉；失眠加神门、内关，宜用补法，心悸可加内关；头晕耳鸣甚者，加风池、听宫。③痰湿壅盛：加足三里、丰隆、阴陵泉、太白、脾俞；纳差加中脘、足三里；胸脘痞闷、呕恶痰涎加中脘、膻中；肢体麻木重着，动作不灵，加环跳、阳陵泉。④阴阳两虚：加足三里、命门、气海、关元；尿频加三阴交；腰酸腿软加太溪、肾俞。

2. 耳穴疗法

根据中医经络学说，六阳经都直接或间接地上耳前或入耳中，六阴经则通过与阳经的络属关系，间接地与耳发生联系。脏腑是经络的发生中心，脏腑的生理病理可通过经络的联属关系反应于耳。选用降压沟、交感、肾上腺、皮质下、神门、枕、额、肾、肝、心等穴进行耳穴疗法治疗高血压。

3. 耳针疗法

取降压沟、肝、心、交感、肾上腺等穴，可加减耳尖、神门、枕、额、肾等穴。

4. 穴位埋线

穴位埋线是将羊肠线固定在穴位，以起到长时间刺激穴位的目的。穴位刺激可促进阴阳平衡，恢复中枢神经系统和内分泌调节功能，使血压恢复正常。取穴：曲池、足三里、肾俞等。肝火亢盛者加阳陵泉；阴虚阳亢者加照海、三阴交；痰湿壅盛者加丰隆、阴陵泉、脾俞；阴阳两虚者加气海、关元。

5. 艾灸疗法

艾灸疗法对原发性高血压疗效较好，灸法以平肝潜阳、祛湿化痰、滋补肝肾、温阳通络为主，可取任脉、足少阴经、阴经及足阳明经穴位，如百会、足三里、内关、涌泉。

第五节　神经衰弱的中医防治

神经衰弱是一种常见的神经官能症，表现为精神易兴奋、脑力易疲劳、情绪易激动及睡眠障碍等，严重影响患者的生活质量。中医学认为，神经衰弱多为心神失养、气血失调、脏腑功能失和所致。中医防治神经衰弱注重调和气血和脏腑功能，以达到安神定志、缓解症状的目的。

一、概述

神经衰弱是以脑和躯体功能衰弱为主的神经症，是一种以身体及精神疲劳乏力为主要症状的心理疾病。神经衰弱以精神既容易兴奋又容易疲劳为特征，表现为紧张、烦恼、易激惹等情感症状，以及肌肉紧张性疼痛和睡眠障碍等生理功能紊乱症状。常自觉身体有多种不适，且部位不固定，检查未见器质性病变。中医根据神经衰弱的不同表现分为不同的病证：心烦、易怒伴失眠者，为脏躁；入睡困难、梦多，为多梦；因神经衰弱导致的焦虑或抑郁比较严重，为郁病或百合病。

二、中医学对神经衰弱的认识

神经衰弱在中医学里以郁证多见，根据证型和患者表现的症状会有所区别，要点在于分清虚实。实证多因肝火、痰湿为患；虚多为心脾、肝肾、气血诸不足。在临床上实证日久，气血耗伤，可致虚证；若邪毒留著，虚证亦可见实邪，故临证尤须细辨，包括肝气郁结、痰气交阻、心神失养、心肾阴虚、阴虚火旺。

中医学认为，精神衰弱的发生与患者体质有关，同时精神过度紧张、思虑过度等情绪也可导致神经衰弱的发生。情志所伤可使肝失条达，气郁不舒，郁而化火，火性上炎，扰动心神，神不得安则不寐。另外，邪毒外侵也会导致神经衰弱，邪毒侵犯人体，导致机体阴阳平衡失调，脏腑功能紊乱，气血逆乱，因而头晕头痛、失眠诸症继

现。最后，肝肾阴虚也是神经衰弱的主要病机之一。肝肾
阴虚是指肝脏和肾脏的阴液不足，阴虚则火旺，肝火上扰
心神，导致失眠、心悸、头晕等症状。此外，脾虚肝旺也
是神经衰弱的重要病机。脾虚导致身体内部的元气不足，
肝旺则是指肝脏的功能过于亢进，二者相互作用导致神经
衰弱的症状。脑髓空虚是神经衰弱的基本病理变化，肾气
肾精亏虚是其基本病机。

三、神经衰弱的原因

（一）阴阳失调

中医学认为，情志过度，可导致机体阴平阳秘的平衡
失调。阴阳偏盛偏衰，可导致脏腑功能发生紊乱而发病。
如《素问》云"暴怒伤阴，暴喜伤阳"；"阳强不能密，阴
气乃绝，阴平阳秘，精神乃治"。

（二）脏腑受损

脏腑的正常功能活动与阴阳平衡有关。五脏六腑的功
能既相互协调又相互制约。某一脏器的阴阳失调，除使本
脏功能发生紊乱，还可影响其他脏器。中医学认为，心为
火脏，心必得肾水以滋润，肾必得心火以温暖。心与肾之
间的关系主要表现在阴阳、水火、精血的动态平衡，相互

协调，以维持人体的正常生理功能。如果心肾之阳或心肾之阴不足，则可导致心肾不交。肝藏血，主疏泄，喜条达，恶抑郁，须要肾阴滋养。如果肝阴或肾阴不足，则水不涵木，可导致肝阳偏亢，肝气横逆，并可伤脾，导致木克土之症。脾主运化，脾不健则不养心化血，可导致心血不足之症。肾藏精主水，若肾阳不足，不能运化脾阳，可导致气机升降失利，气息不顺，导致气促乏力、焦虑不安等。

（三）气血阻滞痰郁

中医学认为，机体阴阳不足可产生痰火及气。怒则气上，喜则气缓，悲则气消，恐则气下，寒则气收，惊则气乱，劳则气耗，思则气结，表明气机不畅，可导致疾病的发生。另外，中医理论认为，七情五志之郁能生火，可导致真精亏损，血液耗竭。水、湿、火、热皆能生痰，痰凝阻滞清窍，五脏之火扰乱神明，故导致神经衰弱的发生。

四、中医防治神经衰弱的方法

中医治疗神经衰弱由来已久，可针对不同类型，采用对应的方法进行治疗。

（一）辨证论治

1. 肝肾阴虚

证候：头昏目眩，失眠多梦，心悸耳鸣，心烦易怒，腰酸腿软，遗精尿频，精神萎靡，手足心热，月经不调。舌红，少苔，脉弦细。

方药：六味地黄丸或杞菊地黄丸加减。

组成：熟地黄、山药、枣皮、牡丹皮、茯苓、泽泻、枸杞子。

加减：遗精，加金樱子、锁阳；失眠，加夜交藤、枣仁、远志；便秘，熟地黄改生地黄，加玄参、麦冬、肉苁蓉、火麻仁。

2. 心肾不交

证候：头昏失眠，心悸怔忡，健忘耳鸣，烦热盗汗，腰酸腿软，遗精阳痿，月经不调，心烦咽干。舌尖红，脉细数。

方药：补心丹、交泰丸或酸枣仁汤。

组成：酸枣仁、川芎、知母、茯苓、甘草。

3. 心脾两虚

证候：失眠多梦，心悸怔忡，口干无味，腹胀不适，食少便溏，倦怠无力，面色无华。舌苔红，苔薄白，脉细弱。

方药：归脾汤加减。

组成：白术、茯神、黄芪、龙眼肉、酸枣仁、党参、木香、当归、远志、甘草。

4. 阴虚阳亢

证候：头痛眩晕，心烦耳鸣，急躁多怒，遗精梦多，五心烦热，口燥咽干，健忘胁痛，大便燥结，小便短黄。舌质红，少苔，脉细数。

方药：杞菊地黄丸合朱砂安神丸加减。

组成：熟地黄、山药、山茱萸、牡丹皮、茯苓、泽泻、枸杞子、菊花、川黄连、当归、甘草、石决明、生牡蛎。

加减：头昏眩晕，加女贞子、天麻、钩藤；失眠，加夜交藤、远志、枣仁。

5. 肝气郁结

证候：情志不畅，郁闷内伤，情绪不稳，头昏目眩，食少纳呆。舌苔白腻或白滑，脉弦滑。

方药：逍遥散加减。

组成：当归、白芍、柴胡、茯苓、白术、干姜、栀子、薄荷。

加减：失眠，加夜交藤、远志、枣仁；月经不调，加丹参。

6. 肾阴虚

证候：精神萎靡，少寐易醒，注意力不集中，记忆力减退，阳痿早泄，神疲乏力。舌苔白，脉沉细弱。

方药：六味地黄丸或左归饮加减。

组成：熟地黄、山药、山茱萸、枸杞子、杜仲、菟丝子、当归、鹿角胶。

7. 肾阳虚

证候：面色苍白，声音低弱，精神萎靡，少寐易醒，腰酸腿软，四肢不温，头晕目眩，自汗腰冷，阳痿早泄，小便频数。舌苔淡，少苔，脉细无力。

方药：桂附八味丸合右归丸加减。

组成：肉桂、附片、熟地黄、山药、山茱萸、牡丹皮、茯苓、泽泻、枸杞子、杜仲、补骨脂、肉苁蓉、巴戟天、党参、甘草。

（二）针灸疗法

1. 体针法

可选三阴交、安眠、神门、足三里、风池、大椎、内关、百会等穴。劳伤心脾加心俞、厥阴俞、脾俞；心肾不交加心俞、肾俞、太溪；心胆虚怯加心俞、胆俞、大陵、丘墟；肝阳上扰加肝俞、间使、太冲；脾胃不和加胃俞、足三里；痰火内动加尺泽、丰泽、内关；心神不宁加合谷、太冲；精关不固加关元、志室；梦扰不安加魄户、厉兑；头昏健忘加印堂、风池；耳鸣、耳聋加听宫、中渚。

2. 艾灸法

取神门、心俞、内关、太溪、百会穴。肝气郁结，加太冲、行间；肾虚，加三阴交、命门；心脾两虚，加心俞、脾俞。

采用温和灸，百会穴可随身灸，每次3~5穴，每次15分钟，每日1次，10日为1个疗程。

失眠严重者，可于睡前加灸以下任意1组：①心俞、神门各25分钟。②肾俞30分钟，太溪25分钟。③神门、太溪。④大巨、太溪。后两组穴可躺着灸，不计时间，任其自然入睡。注意施灸时用布将灸筒包好，防止入睡后烫伤。

3. 皮肤针疗法

皮肤针轻叩脊柱两旁（0.5~3寸）、骶部及头颞区，使局部皮肤潮红即可。每日或隔日1次。

4. 耳针疗法

可选神门、心、脾、肾、脑等穴，每次2～3穴，捻转，中强刺激，留针20分钟，每日1次，10次为1个疗程。两个疗程间隔10天。

（三）推拿按摩

推拿按摩是通过对局部进行推、拿、按、揉等方法，使中枢神经的兴奋和抑制过程恢复平衡，从而使相关症状得到改善。按摩部位主要为颅腔、胸腹部、背腰部。主要穴位为风池、中府、膻中、章门、中脘、天枢、大横、肝俞、脾俞、胃俞、足三里、太冲等。

手法采用按揉法、推抹法、一指禅推法、擦法、振腹、摩腹。患者仰卧，按揉中府、云门穴，一指禅推膻中穴，点揉章门、期门穴，推抹两胁、抚胃，一指禅推中脘、天枢、大横穴，振腹、摩腹，擦膈俞至胃俞。

肝瘀气滞，加太冲、行间；气郁痰阻，加肺俞、天突、丰隆；忧郁伤神，加心俞、厥阴俞、足三里；心脾两虚，加心俞、内关、外关、足三里；阴虚火旺，加气海、关元、三阴交、肾俞、命门。

（四）食疗法

食疗又称食治，是在人体有病或不健康的状态下，有针对性和目的性地调整饮食，起到辅助治疗的作用。

1.肝火上亢

症见急躁易怒、心悸而烦、失眠多梦、脉弦细数。可选用具有清肝泻火、养心安神作用的食物，如菠菜、油菜、荠菜、冬瓜、苦瓜、竹笋、芹菜、黄花菜、桑椹、葵花籽、绿豆、桂圆、鸡蛋、羊肉、鸭肉、乌骨鸡等。

2.气血两虚

症见头晕健忘、食欲不振、精神倦怠、心悸失眠。可选用具有健脾益气、补血养心作用的食物，如粳米、糯米、小米、黄豆、胡萝卜、南瓜、西红柿、奶类、人参、鲤鱼、鳜鱼、猪肝、牛肉、羊心、兔肉、鸽蛋等。

3.心肾不交

症见心悸不宁、虚烦不眠、健忘、盗汗、腰酸膝软、遗精。可选用滋阴清热、交通心肾的食物，如糯米、红枣、百合、酸枣仁、枸杞子、银耳、鹅肉、猪肺、冬瓜、苦瓜、茄子、鲫鱼等。

第六节　糖尿病的中医防治

糖尿病作为一种慢性终身性疾病，横跨各年龄与性别群体。近些年，糖尿病的发病率持续攀升，已成为严重影响公共健康的全球性问题。中医药在防治糖尿病方面有数千年的历史，尤其在应对糖尿病引发的并发症方面疗效突出，运用中医药治疗糖尿病已经取得了显著疗效。

一、概述

糖尿病是以胰岛素分泌绝对或相对不足或机体对胰岛素反应减弱为特征的内分泌代谢紊乱性疾病，表现为持续性高血糖状态。作为慢性、终身性疾病，糖尿病的并发症广泛且严重，涵盖眼部（如视网膜病变导致视力丧失）、肾脏（如糖尿病肾病进展至终末期肾病）、神经系统（如糖尿病性周围神经病变）、心血管系统（如冠状动脉和脑血管病变）及下肢（如糖尿病足引发的坏疽），甚至可诱发糖尿病酮症酸中毒或高渗性昏迷等急性并发症，并对妊娠期患者及胎儿健康构成显著威胁。糖尿病的发病涉及多种复杂的病理生理机制，包括但不限于胰岛素抵抗（HOMA-IR）引发的糖代谢失衡、胰岛 β 细胞功能障碍、信号传导途径异常、炎症反应激活、受体功能受损、糖脂代谢与氧化应激失序、肠道微生态失衡、生长因子调控紊乱、神经内分泌系统失调及环境因素的影响。

目前西药治疗糖尿病需长期口服降糖药，并易引发肝肾功能损害、低血糖等不良情况的发生，糖尿病治疗面临着疗效有限、不良反应明显等挑战。

二、中医学对糖尿病的认识

糖尿病属中医学"消渴"范畴，中医典籍中有"消渴""消瘅""肺消""膈消""消中""风消"等病名记载。消渴之名首见于《黄帝内经》，并把本病分为三期：1期为"脾瘅"，因过食肥甘厚味引起五谷之气滋甚形成，病机乃"五气之溢"，类似西医学的糖尿病前期，包括糖耐量降低、空腹血糖升高、代谢失常综合征。2期为"消渴"，因过食甘美，使甘甜之气过盛而上滋形成，病机乃"甘气上溢"，类似西医学的2型糖尿病；3期为"消瘅"，因消渴未能控制，复加恼怒之气上逆，胸中蓄积，血气逆留，宽皮充肌，血脉不行，转而为热，热则消肌肤，故为消瘅，病机乃"怒气上逆"。

《灵枢·五变篇》云："五脏皆柔弱者，善病消瘅。"《素问·奇病论》云："肥者令人内热，甘者令人中满，故其气上溢，转为消渴。"东汉医家张仲景所著的《金匮要

略》设有消渴专篇，并提出了三消症状及治疗方药。如
《金匮要略·消渴小便不利淋病脉证病治》云："男子消
渴，小便反多，以饮一斗，小便一斗，肾气丸主之……
渴欲饮水，口干舌燥者，白虎加人参汤主之。"唐代孙思
邈在《备急千金要方》中提出消渴多为嗜酒之人，指出：
"一饮酒，二房室，三咸食及面，能慎此者，虽不服药而
自可无他。"所创玉泉丸、玉壶丸、黄连丸等方剂沿用至
今。金元时期的刘河间、张子和、朱丹溪发展了"三消"
理论，提倡三消燥热说，主张治"三消"当以清热泻火为
要。朱震亨提出的"阳常有余、阴常不足"的理论也影响
深远。明代张景岳注重辨证论治，在《景岳全书·消渴论
治》中论述了消渴阴阳虚实辨证。民国时期的张锡纯著
《医学衷中参西录》，认为"消渴，即西医所谓糖尿病"，
创玉液汤、滋膵饮，提出消渴"宜用升补气分之药，而佐
以收涩之品与健补脾胃之品……若误用承气下之，则危不
旋踵"。

三、糖尿病的原因

（一）饮食不节

营养过剩是糖尿病发病的主要根源。饮食结构不合理

可导致热量、脂肪和碳水化合物摄入过多。另外，饮食不规律，中晚餐过饱、不吃早餐，进食过快，喜爱零食、甜食及饮酒等都与糖尿病的发生有关。《素问·痹论》云："饮食自倍，肠胃乃伤。"五味偏嗜，暴饮暴食，过饱易损伤脾胃，使脏腑功能偏盛，久之则损伤内脏。《素问·生气通天论》云："味过于酸，肝气以津，脾气乃绝。味过于咸，大骨气劳，短肌，心气抑。味过于甘，心气喘满，色黑，肾气不衡。味过于苦，脾气不濡，胃气乃厚。味过于辛，筋脉沮弛，精神乃央。"长期摄纳过量，势必会超过脾胃的受纳和运化功能，饮食五味不得化生水谷精微营养周身，反而停滞不化，湿聚生痰，化为多余之膏脂，沉积于皮肉和脏腑间，发为肥胖，继而使胰岛素敏感性下降，诱发糖尿病。

（二）劳役失度

《素问·上古天真论》云："上古之人，其知道者，法于阴阳，和于术数，食饮有节，起居有常，不妄作劳，故能形与神俱，而尽终其天年，度百岁乃去。"指出人若生活顺乎自然，起居有常，劳作有度，则脏腑气血平和，体健无恙。反之，若劳作无度，劳逸失衡则百病自出。《素问·宣明五气》云："五劳所伤：久视伤血，久卧伤气，久坐伤肉，久立伤骨，久行伤筋，是谓五劳所伤。"其中久视、久立、久行皆为过度劳累，若得不到及时或足够的休息调养，则会使精气耗伤。劳心劳神，思虑过度，脾气郁结，脾虚运化失职，生湿化热，则转为消渴。随着生活水平的不断提高，人们以车代步，安逸过度。《灵枢·卫气失常》云"膏者，多气而皮纵缓，故能纵腹垂腴"，指出运动量少，腹部脂肪堆积，可导致腹型肥胖。好逸恶劳，则神疲气乏，气机弛缓，运湿无力，易生痰湿；气虚血运无力，气滞血瘀又致瘀血内生。久卧、久坐皆为过于安逸，能够影响全身气机，气血不能输布濡养全身，机体失养失润，逐成消渴。

（三）情志所伤

中医学认为，"思伤脾"，思虑过多会劳伤心脾。脾在志为思，脾伤则运化失常，水湿、痰浊、膏脂内生。情志抑郁，则肝气不疏，气机失调，津液输布失常，水湿滞留则肝郁木不达土。脾主四肢，影响脾胃功能，则气滞血瘀。特别是经济发达地区，白领人群及脑力劳动者生活条件多较优越，故糖尿病的发病率远高于其他人群。原因在于其工作和生活压力远高于其他群体，情志易郁滞，从而导致糖尿病的发生。

（四）先天不足

糖尿病的发病是先后天因素相加的结果，与肾的关系十分密切。肾为先天之本，脾为后天之本，先天滋后天，后天养先天。先天不足，加之后天失养，进而损伤肾本。脾虚不能运化水谷精微，肾亏水液蒸腾气化不利，易导致水湿泛滥和诸湿肿满。肾虚无力助脾化生精微，加之饮食不节，嗜食肥甘厚味，则加重脾肾功能失调，导致气血瘀阻，湿聚脂积，最终导致糖尿病的发生。

四、中医防治糖尿病的方法

（一）辨证治疗

1. 肝肾阴虚

证候：腰膝酸软，疲乏无力，头晕目眩，怕热，便干，双目干涩，视物模糊。舌红，苔黄或白，脉弦细数。

治则：滋补肝肾，益气养阴。

方药：山茱萸10g，枸杞子10g，谷精草10g，生黄芪15g，太子参15g，生地黄15g，首乌15g，麦冬10g。

2. 脾肾阳虚

证候：腰膝酸痛，神疲乏力，面色萎黄，纳少腹胀，面足水肿，畏寒肢冷，大便溏，夜尿多。舌胖淡，有齿痕，脉沉细无力。

治则：温肾健脾，益气养血。

方药：仙茅15g，仙灵脾15g，白术15g，茯苓30g，猪苓30g，芡实15g，金樱子15g，生黄芪30g，当归10g，陈皮10g，砂仁10g，熟大黄10g。

3. 气血两虚

证候：腰膝酸痛，神疲乏力，心悸气短，甚则喘息不能卧，尿少水肿，纳谷不香。口唇舌淡暗无华，脉沉细数。

治则：益气养心，健脾益肾，肃肺利水。

方药：生黄芪30g，太子参30g，麦冬10g，五味子10g，山茱萸10g，桂枝10g，猪苓30g，茯苓30g，白术10g，泽泻15g，葶苈子30g，大枣5枚。

4. 瘀热互结

证候：双下肢麻木，时有拘急，大便干结，三日一行，彻夜不眠，手足心热。舌苔黄薄腻，边尖红隐紫，脉细弦涩。

治则：清热通腑，凉血化瘀。

方药：生地黄12g，玄参12g，麦冬12g，天花粉15g，制大黄5g，鬼箭羽15g，桃仁10g，丹参15g，芒硝5g（冲服），知母10g，炙僵蚕10g，炙水蛭3g，地龙10g，木瓜10g。

（二）耳穴压豆

耳穴压豆是基于中医辨证施治理论及耳穴全息特点的特色中医治疗措施，是将王不留行籽贴于选取的穴位上，对脏腑在各穴位的特定反射区进行刺激。耳穴压豆不仅可以刺激迷走神经反射，促使胰岛 β 细胞分泌胰岛素，纠正糖代谢紊乱，控制血糖水平，还能通过丰富的耳郭神经网，对全身中枢及周围神经系统的生理功能进行调节，提升组织细胞对胰岛素的敏感性，改善血糖调节功能。耳穴压豆还能激活脑干网状系统，使其反射性调节机体，扩张外周血管，增强局部神经末梢的敏感性，增加周围神经传导速度，改善神经功能。

（三）温针灸

温针灸是针刺与艾灸结合的综合治疗措施，能够平衡阴阳，用于糖尿病周围神经病变患者的治疗。针刺和艾灸足三里、阳陵泉、丰隆、三阴交、太溪、悬钟等穴，能够将艾热通过针体传入诸穴，具有显著的活血化瘀、通经活络、行气活血功效。

（四）八段锦

研究证实，八段锦在控制糖尿病患者的FPG、HbA1c、TC、HDL-C方面优于慢跑、快走等一般有氧运动。八段锦是中国传统体育项目，符合养生中"刚柔并济"原则，将意念、呼吸和身体姿势有机结合起来，特点是动作缓慢、松紧结合、协调有序、动静相兼，达到"神与形合""百脉通畅""气寓其中""脏腑和调"的目的。研究表明，练习八段锦能够促进葡萄糖分解和消耗，有助于个体控制血糖，减少心血管疾病的发生。八段锦练习还能促使下丘脑分泌内啡肽、5-羟色胺，促使机体产生欣快感、愉悦感。八段锦只涉及8个独立的动作，对身体和认知要求低，容易掌握，健身效果显著。糖尿病患者可将八段锦作为中低强度的有氧运动，以增加胰岛素的敏感性，改善躯体功能及生活质量。

第七节　冠心病的中医防治

冠心病作为临床常见病、多发病，严重危害人类健康，并给社会带来沉重的经济负担。中医治疗冠心病具有相对成熟的方法。

一、概述

冠心病，又称冠状动脉粥样硬化性心脏病（coronary heartdisease，CHD），是因冠状动脉粥样硬化，动脉斑块在血管内膜形成，导致管腔狭窄，甚至阻塞，进而造成冠状动脉供血不足，心肌急剧或暂时缺血、缺氧的一组临床综合征。其主要病理机制是炎症、脂代谢异常、氧化应激，故冠心病亦是一种由脂质沉积引起的慢性免疫炎症性纤维增生性疾病。冠心病的主要临床症状之一是心绞痛，表现为胸痛或不适感，疼痛常位于胸骨后，可放射至左肩、左臂内侧、后背等，多在剧烈运动、饱餐、情绪激动后出现。西医治疗冠心病的原则是改善冠状动脉供血和减轻心肌耗氧量，预防动脉粥样硬化的发展。治疗方法主要有药物治疗、再灌注治疗，目的是改善血液动力，恢复心脏的血液供应。中医治疗冠心病具有多靶点、多途径、多成分的优势，可明显改善患者的心肌缺血症状，预后良好，且安全性高、副作用小。

二、中医学对冠心病的认识

冠心病属中医"胸痹""心痛"范畴，胸痹之名最早见于《黄帝内经》。《灵枢·五邪》云"邪在心，则病心痛"。《金匮要略·胸痹心痛短气病脉证治》云"夫脉当取太过不及，阳微阴弦，即胸痹而痛，所以然者，责其极虚也"，总结概括了胸痹的病机为"阳微阴弦"。阳微者即心阳不振，阴弦者即痰浊、瘀血等阴寒之邪乘虚而入，痹阻心脉，发为胸痹。《类证治裁·胸痹论治》曰"胸痹，胸中阳微不运，久则阴乘阳位而为痹结也。其症胸满喘息，短气不利，痛引心背，由胸中阳气不舒，浊阴得以上逆，而阻其升降，甚则气结咳唾，胸痛彻背"，描述了胸痹的病机与临床症状。国医大师邓铁涛认为，冠心病为本虚标实之证，本虚指全身之虚，但心虚为突出矛盾。心虚必累及阴阳气血，气虚生痰，血滞成瘀。标实主要是指"血瘀"和"痰浊"。现代医家多从虚实夹杂探讨，但各有侧重。然总体认为，冠心病的病机主要为阳微阴弦，总属本虚标实之证，气虚为本，痰瘀为标，治以补气扶正为本，兼以活血化瘀、温阳化痰，通补结合。

三、冠心病的原因

冠心病轻者可仅感胸闷隐痛，呼吸欠畅，重者则会出现胸痛，严重者心痛彻背，背痛彻心。胸痹的发生多与寒邪内侵、痹阻心阳，饮食不节、损伤脾胃，情志失节、肝脾失调，年迈体虚、肾元亏乏等因素有关。其病因病机可概括为以下几个方面。

（一）寒邪内侵，痹阻心阳

寒为阴邪，易伤阳气；寒性收引，抑遏阳气；寒性凝滞，气血不通，因而发为胸痹。《素问·调经论》曰："寒气积于胸中而不泻，不泻则温气去寒独留，则血凝泣，凝则脉不通。"《医学正传·胃脘痛》云："有真心痛者，大寒触犯心君。"血行瘀滞，发为胸痹。《素问·举痛论》云："寒气入经而稽迟，泣而不行，客于脉外则血少，客于脉中则气不通，故卒然而痛。"若素体阳虚，胸阳不振，阴寒之邪乘虚而入，寒邪凝滞，痹阻胸阳，而成胸痹。正如清代医家喻嘉言《医门法律·中寒门》所说："胸痹心痛，然总因阳虚，故阴得乘之。"这说明冠心病的发生与寒邪内侵人体，致经脉气血失于阳气温煦，气血凝滞，涩滞不通，不通则痛密切相关。

（二）饮食不节，损伤脾胃

饮食不节，过食肥甘厚味，或嗜烟酒成癖，以致脾胃功能虚损，水湿不化，水饮内停，饮聚成痰，痰浊内生，闭阻于心，心血不畅，不通则痛，而成胸痹。《症因脉治·胸痹》云："胸痹之因，饮食不节，饥饱损伤，痰凝血滞，中焦混浊，则闭食闷痛之症作矣。"《儒门事亲》云："膏粱之人……酒食所伤，胀闷痞膈，酢心。"当代人饮食结构发生了很大变化，饮食不节，久嗜烟酒，以致脾失健运，胃失和降，水湿不化，痰浊内生，闭阻于心，心血不畅，而胸痹发作。

（三）情志失节，肝脾失调

忧思伤脾，脾失健运，津液不得输布，聚而成痰，痰瘀交阻，气血不畅，心脉痹阻，发为胸痹。再如郁怒伤肝，肝失疏泄，肝郁气滞，气郁化火，灼津成痰，气滞痰阻，血行失畅，脉络不利，发为胸痹。《杂病源流犀烛·心病源流》曰："七情之由作心痛……除喜之气能散外，余皆足令心气郁结，发为痛也。"《太平圣惠方》云："夫思虑烦多则损心，心虚故邪乘之。"情志失节，伤及心神，心神失养，气血亏少，心脉失畅，痹阻不通而发心痛。

（四）年迈体虚，肾元亏乏

年老之人肾精衰减。若肾阳虚，则命门火衰，无以鼓舞心阳，心阳不足，心失温煦，血脉失于温运，血行无力，留而为瘀，发为胸痹。肾阴亏虚，则虚火灼津，无法濡养心阴，或心脉失濡，或精亏血少，脉失所养，而致胸痹。《景岳全书》曰:"心本乎肾,所以上不宁者,未有不由乎下,心气虚者,未有不因乎精。"《杂病源流犀烛》曰:"心与肾连,经曰:心舍脉,其主肾经,不以其克而反以为主,故必肾水足而后心火融,肾水不足,必至心火上炎,而心与肾百病蜂起矣。"另《素问·脏气法时论》曰:"肾病者……虚则胸中痛。"《素问·五脏生成》曰:"心之合脉也,其荣色也,其主肾也。"这些论述明确指出心与肾密切相关,心病多源于肾,肾虚是心病多发的关键因素。

四、中医防治冠心病的方法

中医学认为,心脏是"君主",脾脏是"大将",两者相辅相成,称为"双心",体现了心脏和脾脏在维持人体健康中的重要作用。对于冠心病,中医提倡预防为主,强调整体观念,辨证施治,注重调理心脏功能,促进血液循环,平衡气血运行,以达到缓解症状、减轻疼痛、提高生活质量的目的。中医治疗冠心病的方法主要有针灸、中药、穴位贴敷、音乐疗法等。

(一)预防方法

中医学认为,冠心病的预防应注意以下几点。

1. 注意生活起居、寒温适宜

气候变化对冠心病的发生、发展有着明显影响，《诸病源候论·心病痛诸候》云"心痛者，风凉邪气乘于心也"，指出心痛的发生与气候异常变化有关。据研究显示，气候变化诱发冠心病约占1/2以上。因此，平素注意生活起居，寒温适度十分必要。

2. 注意精神调摄，避免情绪波动

中医学历来重视摄生养神，《素问·上古天真论》说："恬惔虚无，真气从之，精神内守，病安从来。"《素问·举痛论》说："百病生于气也。"因此，注意精神调摄，避免情绪过激，保持心情愉快，对冠心病的预防十分重要。

3. 注意饮食调节，避免过食肥甘

中医学认为，饮食不节，恣食肥甘易生痰浊。痰浊阻塞经络，壅滞脏腑，影响气血运行而发生心痛。因此，平时要注意科学饮食，多食水果、蔬菜，清淡饮食，起居有常，禁烟戒酒。

4. 注意劳逸结合，坚持适当锻炼

中医摄生理论主张"不妄作劳"，不要没有节制地消耗体力、精力，即不过度劳累，要劳逸结合。同时提出"房劳伤肾"，要避免劳逸失宜和操劳过度，这些都会对冠

心病的发生发展有严重影响。冠心病患者可在体力许可的情况下适当进行锻炼，如散步、打太极拳、练八段锦等，以促进血液循环，并可调节情绪，改善心脏供血功能。

（二）辨证治疗

中医治疗冠心病的原则主要是活血化瘀、补气养血，辨证论治。

1. 心血瘀阻证

证候：胸部疼痛，刺痛或闷痛，痛有定处，夜间尤为明显。舌紫暗，有瘀斑，舌薄白，脉弦涩。

方药：血府逐瘀汤加减。

组成：当归15g，生地黄15g，桃仁20g，红花15g，枳壳10g，赤芍10g，柴胡5g，甘草10g，桔梗8g，川芎8g，牛膝10g。

2. 气滞心胸证

证候：胸部闷痛，痛无定处，呈阵发性，遇精神刺激易诱发或加重，或伴脘腹胀满，得嗳气或矢气缓解。苔薄或薄腻，脉细弦。

方药：柴胡疏肝散加减。

组成：柴胡10g，香附10g，枳壳10g，陈皮10g，厚朴10g，白术10g，炙甘草5g。

3. 痰浊闭阻证

证候：心前区闷痛，气短痰多，肢体沉重，形体肥胖，遇阴雨天易发作或加重，大便稀溏，咳吐痰涎。舌体胖大，边有齿痕，苔浊腻或白滑，脉滑。

方药：瓜蒌薤白半夏汤合涤痰汤加减。

瓜蒌薤白半夏汤组成：瓜蒌15g，薤白12g，姜半夏16g，白酒500mL。涤痰汤组成：半夏7.5g，茯苓6g，橘红4.5g，竹茹20g，胆南星7.5g，枳实6g，石菖蒲3g，人参3g，甘草1.5g，大枣4枚。

4. 寒凝心脉证

证候：突然出现心前区绞痛，疼痛剧烈，气短喘息，甚至不能平卧，肢体不温，冷汗自出，胸闷，心悸，面色苍白。苔薄白，脉沉紧或沉细。

方药：枳实薤白桂枝汤合当归四逆汤加减。

枳实薤白桂枝汤组成：枳实12g，薤白9g，桂枝3g，厚朴12g，瓜蒌20g。当归四逆汤组成：当归9g，桂枝9g，白芍9g，细辛9g，木通6g，甘草6g，大枣4枚。

5. 气阴两虚证

证候：阵发性心前区隐痛，遇劳加重，心悸，气短，伴神情倦怠，四肢乏力，呼吸声音低微，面色无华，易汗出。舌淡红，舌体胖，边有齿痕，苔薄白，脉虚细缓或结代。

方药：生脉散合人参养荣汤加减。

生脉散组成：人参10g，麦冬15g，五味子6g。人参养荣汤组成：人参10g，当归15g，黄芪20g，白术10g，茯苓10g，陈皮10g，益母草20g，白芍10g，丹参15g，炙甘草10g。

6. 心肾阴虚证

证候：胸部闷痛或灼痛，心悸盗汗，烦躁不安，失眠，腰膝酸软，头晕耳鸣，口干，大便秘结。舌红少津，苔薄，脉细数或促代。

方药：天王补心丹合炙甘草汤加减。

天王补心丹组成：生地黄120g，人参15g，丹参15g，玄参15g，白茯苓15g，远志15g，桔梗15g，五味子30g，当归身30g，天门冬30g，麦门冬30g，柏子仁30g，酸枣仁30g。炙甘草汤组成：炙甘草12g，生姜9g，人参6g，桂枝9g，生地黄12g，阿胶6g，麦门冬10g，麻仁10g，大枣10个。

7. 心肾阳虚证

证候：胸闷，心悸气短，汗出，遇劳加重，面色苍白，神情倦怠，怕冷，四肢不温或下肢肿胀。舌淡胖，边有齿痕，苔白或腻，脉沉细迟。

方药：参附汤合右归饮加减。

参附汤组成：人参12g，附子10g。右归饮组成：熟地黄25g，山药20g，山茱萸12g，枸杞子20g，茯苓15g，杜仲15g，巴戟天12g，淫羊藿20g，丹参20g，瓜蒌仁15g，菟丝子15g，当归12g。

（三）针灸

冠心病心绞痛病位在心，与肺相关。心主血脉，肺主气，气滞血瘀证为本病的核心证候，且贯穿于发病始终。发病时多兼痰浊。针灸治疗的原则为益气活血，兼治痰浊。常用穴位主要分布在手厥阴心包经、任脉、足太阳膀胱经。

主穴：肺俞、风门、大椎、心俞、内关、膈俞，在此基础上辨证选穴。

配穴：内关配心俞或膻中，心俞配膻中。临证可根据病情灵活配穴。

（四）穴位贴敷

药物穴位贴敷是治疗冠心病非常有效的常用的中医适宜技术，能够明显减少心绞痛的发作次数，减轻疼痛程度，缩短心绞痛持续时间，明显改善冠心病患者的临床症状，既安全又有效。贴敷药物时应掌握用药时间，一般为2~6小时，每天1次，也可隔日1次。若贴敷过程中出现病情变化，应及时去医院就诊。

（五）五行音乐疗法

研究表明，音乐疗法可以降低冠心病患者的心率和血压，减轻患者的焦虑及抑郁情绪，提高生活质量。

五行音乐疗法是将中医学中的阴阳五行、天人合一理论与音乐结合，以宫、商、角、徵、羽五音为基础，以五调式分类，结合五行对人体体质和人格的分类分别施乐，以达到促进气血循环、治疗疾病的目的。音乐曲目的选择应根据病情而定。宫调属土，入脾，代表曲目有《十面埋伏》；商调属金，入肺，代表曲目有《阳春白雪》；角调属木，入肝，代表曲目有《胡笳十八拍》；徵调属火，入心，代表曲目有《紫竹调》；羽调属水，入肾，代表曲目有《二泉映月》。《内经》早已指出了心、肝、脾、肺、肾五脏系统的时辰变化规律，因此施乐时应按照自然对人体影响的规律进行，这样可达到事半功倍的效果。

总之，中医心理养生是中医养生学的重要组成部分，强调身心健康的和谐统一。它不仅关注身体健康，更重视心理状态的平衡与调适。心理养生是预防疾病、延缓衰老、提高生命质量的关键所在。

中医心理养生深受中国传统文化的影响，尤其是《黄帝内经》等经典著作的启示。《黄帝内经》提出"心主神明"，强调心在心理活动中的主宰作用，并指出心理健康与身体健康的关系密切。传统文化中的"中庸之道""和合文化"为中医心理养生提供了丰富的思想资源，倡导适度、和谐的心理状态。

中医心理养生遵循"预防为主、扶正避邪"的原则，强调调养精气、清静养神，避免各种有损健康的因素。同时，中医心理养生还注重动静合一、形神合一，主张通过适当的运动促进气血流通，达到形体健壮、精神饱满的状态。中医还强调"审因施养、三因制宜"，即根据人的体质、环境、季节等因素制定个性化的养生方案。

中医在治疗心理疾病方面强调辨证施治，提倡通过中药调理、针灸疗法、按摩推拿等方法进行综合治疗。同时，中医还注重心理疏导，运用心理学原理帮助患者识别心理问题，并解决问题。对患有心理疾病的患者，中医建议定期进行心理咨询，并均衡饮食，适量运动，以促进身心健康。

中医心理养生文化作为中华民族智慧的瑰宝，其精髓在于"形神合一"与"调和情志"，为构建现代心理健康服务体系提供了独特的视角和丰富的资源，为现代人的心理健康提供了宝贵的指导和借鉴。将中医心理养生文化融入心理健康服务体系，可有效预防与调节心理失衡。具体而言，可借鉴中医的"五行学说"与"五脏情志论"，引导人们认识并调节自身情绪，学会以平和的心态面对挑战，避免情绪过度对身心造成的伤害。中医心理养生提倡太极拳、八段锦等养生功法，通过呼吸吐纳、身心合一的练习，达到舒缓压力、宁静心灵的效果。

总之，中医心理养生文化以其独特的理论体系和丰富的实践方法，为现代人的心理健康提供指导。遵循中医心理养生的原则和方法、构建基于中医心理养生文化的心理健康服务体系，是促进心理健康的重要途径。

主要参考文献

［1］王彦恒.实用中医精神病学［M］.北京：人民卫生出版社，2000.

［2］中华中医药学会.中医神志病诊疗指南［M］.北京：中国中医药出版社，2015.

［3］郝志.中医心理治疗学［M］.北京：人民卫生出版社，2009.

［4］王米渠.中医心理治疗［M］.重庆：重庆出版社，1986.

［5］郝志.中医心理治疗学［M］.北京：人民卫生出版社，2009.

［6］周喜民.金元四大家医学全书［M］.天津：天津科学技术出版社，1994.

［7］余震.古今医案按［M］.北京：中国中医药出版社，1997.

［8］杜维明.儒家传统现代观的转化［M］.北京：中国广播电视出版社，1992.

［9］张志坚.道教神仙与内丹学［M］.北京：宗教文化出版社，2003.

［10］张荣明.道儒佛思想与中国传统文化［M］.上海：上海人民出版社，1994.

［11］葛兆光.道教与中国文化［M］.上海：上海人民出版社，1987.

［12］任继愈.中国道教史［M］.上海：上海人民出版社，1990.

［13］杨儒宾．中国古代思想中的气论与身体观［M］．台北：巨流
　　　图书公司，1993.

［14］王米渠．中医心理学［M］．天津：天津科学技术出版社，1985.

［15］林乾良．养生寿老集［M］．上海：上海科技出版社，1982.

［16］杨鑫辉．中国心理学思想史［M］．南昌：江西教育出版社，
　　　1994.

［17］董湘玉．中医心理学［M］．北京：人民卫生出版社，2013.

［18］陈戍国．春秋左传校注［M］．长沙：岳麓书社，2006.

［19］燕国材．汉魏六朝心理思想研究［M］．长沙：湖南人民出版
　　　社，1984.

［20］钱穆．现代中国学术论衡［M］．北京：生活·读书·新知三
　　　联书店，2001.

［21］葛鲁嘉．心理文化论要［M］．沈阳：辽宁师范大学出版社，
　　　1995.

［22］叶浩生．西方心理学的历史与体系［M］．北京：人民教育出
　　　版社，1998.

［23］任亚辉，杨广学．超个人心理治疗［M］．济南：山东人民出
　　　版社，2005.

［24］杨鑫辉．心理学通史［M］．济南：山东教育出版社，2000.

［25］陈兵．佛教的宗教信仰心理观［J］．法音，2001（5）：56-67.